ThetaHealing®

DIGGING FOR BELIEFS

重新連接潛意識
療癒你最深層的內在

希塔療癒
信念挖掘

How to Rewire
Your Subconscious Thinking for Deep Inner Healing

目錄

作者序 4
譯者序 5
各界推薦序 8
練習清單 14
前言 16
讀者須知 19
介紹：希塔療癒的心理學 20
1 希塔療癒技巧 29
2 能量測試 61

3 信念工作與挖掘：過去、現在及未來 73
4 挖掘的原則 113
5 信念工作中的五個基本挖掘步驟 159
6 10個挖掘方法（或捷徑） 173
結論：身爲一名希塔療癒師 279
詞彙表 281
更多資訊 291

作者序

信念挖掘工作的關鍵是去真正理解你自己以及你的潛意識。透過理解，你會意識到自己是如此的驚人，你的精神總是試圖以某種方式來協助你。你的潛意識很強大，但它不是你的敵人，它永遠是你的朋友。希望這本書能幫助你理解自己和他人。同樣，允許自己療癒並且知曉自己是一切萬有的一部分。

——維安娜・斯蒂博（Vianna Stibal）

希塔療癒創辦人

譯者序

信念挖掘是希塔的核心，更是快速翻轉人生的最佳利器，就像一把打開了所有可能性的鑰匙，協助你連接到生命的泉源！

對我而言，如同哆啦A夢的百寶箱裡面最重要的工具，精通了挖掘，anything is possible。

這本書詳細地介紹如何做信念的轉換，是身爲希塔療癒師必備的工具書，詳讀這本書，加上不斷地練習，你將能學到希塔的精髓。

挖掘是我最熱愛的，每天都會花時間挖掘轉換自我，挖掘不僅能快速地清理傷痛，創造你想要的未來，信念的轉換速度之快超乎你想像。維安娜老師說，源頭的能量療癒比光速還要快，透過挖掘你可以更了解你自己，了解你來到地球上眞正的意義，走在藍圖使命道路上。

我非常喜歡希塔療癒，它協助你跳脫了二元論，不僅是讓你拿到改變自己的工具，同時也是在修習美德，讓你可以去實踐美德，美德是非常輕盈高頻的想法，透過美德，你的創造力及顯化力會飛速顯現。我們之前練習善良（Kindness）、慈悲（Compassion），二〇二二年起開始力行快樂（Happiness）跟智慧（Wisdom）。

強力推薦大家從憎恨的挖掘開始練習，透過清理怨恨、憎恨、憤怒，可以快速豐盛顯化以及增強你的直覺靈通力！

在此感謝華人地區的希塔療癒師跟導師們一起推動希塔，我的父母親跟家人們，還有我的靈魂姊妹同時也是貴人蘇菲無私地奉獻，幫忙校稿，以及維安娜老師、長期合作的總編輯張嘉芳小姐給我翻譯機會，同時還有我生命中的貴人 Josh & Raena 老師！每年舉辦導師班可以感受到兩位老師高頻率無條件的愛！

每個人都在屬於自己的道路上向前走，速度快慢你自己決定，透過挖掘，開始愛自己，接受自己，做最純粹的自我，最眞實的自己，跳脫業力的綑綁，你是被允許幸福快樂地在地球上生活，創造屬於你的天堂！

愛與感恩是宇宙最高頻率，最後祝福大家，感恩大家！

希望這本書對你有所啓發！

Ann

各界推薦

透過這本書所談到的挖掘技術，去理解自己身上的細胞是如何與外界互動，從生命最初誕生的那一刻起，細胞就紀錄下一切，並帶著這樣的能量與外界所有的人事物進行交流。當你理解細胞是如何透過接收訊息而創造，就能理解自己內心眞正想要的，以及行動背後的眞正動機所散發出來的能量！透過這本書可以讓你更了解自己，了解你的使命，接納自己做最眞實的自我，同時去相信跟源頭之間的連結，自由地發揮你的潛能，創造你想要的實相！

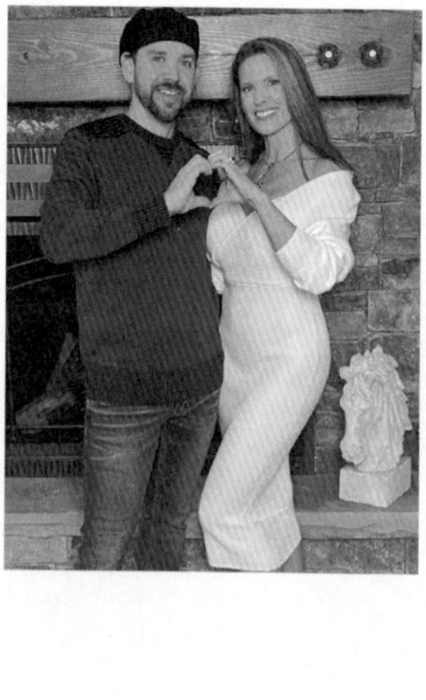

——約書亞．斯蒂博（Joshua Stibal）和蕾娜．斯蒂博（Raena Stibal）

希塔療癒創辦人的兒子與媳婦

論資格談不上，論盲點我非常有資格，因爲從小覺得自己命不好，舉凡瑜伽、太極、占星、八字、打坐、冥想，什麼都學了點，因爲我實在很想知道自己爲什麼老跌進差不多的坑？爲何黃粱一夢來此一遊卻很難叫醒自己？

我很喜歡《金剛經》，第一次讀到「一切有爲法，如夢幻泡影」及「云何應住，云何降伏其心」我很有感覺，然而八萬四千法門，受苦、還債的概念始終讓我懷抱著對上蒼的埋怨與不平，我想去彼岸啊，but how？

都說個性造就命運，習氣始終都在，如何觀自在？直到我認識希塔，這不就是《祕密》說的「向宇宙下訂單」嗎？讓我這麻瓜光速理解，所謂夢幻泡影是第三界，所謂降伏其心是小我，而那個彼岸不用等到中陰，學會上七轉瞬即至，也不用再讀遍《與神對話》，我們自己就可以愛怎麼對話就怎麼對話，愛怎麼下訂單就怎麼下訂單！

「你不知道你，所以你是你」，學習希塔療癒半年多，希塔確實有助於大腦系統更新，每個人都可以安心服用，找到那個眞實的你，安撫那個受傷的你，讓更好的你領路，帶著無比信心向前行！

——羅欣怡

考試院簡任祕書

一開始是人生觸礁了，看到內在有許多的匱乏，許多的框架。所以開始想找到答案，想知道自己是誰，為什麼來，人生意義是什麼，一路上跌跌撞撞地上了光之行者的課、水晶能量療癒，讀了巴夏、正念、楊定一教授的書，薩古魯的所有書跟影片，舉凡博客來出現的有關覺醒、靈性、臣服的書，我都買來看了，但就是有一種卡住的感覺，我往我的內在看，卻不曉得究竟看到什麼要看什麼……麻瓜的代表！（學了希塔療癒，這些突然就全看懂了。）

希塔療癒的書是開始上課前一年就買了，不知道為什麼擺在書架一年，每次拿起來看就是看不懂。今年莫名我看到了這本書，也莫名地堅定一定要上課，因為疫情，希塔療癒開始線上上課，也因為疫情，父母來台東幫我顧小孩，所以我突然有了時間可以上課。上初階進階時我感受到了造物主的愛，感受到了內心漸漸放鬆漸漸完整的感覺。到了挖掘的課程，我才恍然大悟，我們的生生世世不斷地因為相同的信念，不斷地在重複著看似不同卻實際相同的體驗。透過挖掘看到信念的來源，看到我為何抱持著這個信念，它為我帶來什麼好處，也透過挖掘讓我看到同一事件能夠有不同視角不同感悟，於是發現它帶來的禮物。上完三階愛上了希塔，上完造物主與我，對挖掘的理解又更深一層。然後開始一路不停地學習希塔的課程，因為藉由上課不斷地看到新的理解，是一件很興奮的事情。

我倒沒有藉由希塔翻轉自己的人生，不過藉由希塔我看見了我的人生是多麼的豐盛，看見當我張開手，生命就來擁抱你了。希塔帶給我最大的改變是：在生活中發生了什麼事，起了什麼情緒，第一時間會問問自己，這些情緒信念起源是什麼，我為何帶來這些，為了教導我什麼，然後試著用更高更遠的角度來看這些事，上完世界關係，更感受到「不評判」帶來的感動。

所有層面帶來的信念都是給我們的禮物。

能夠看到自己的信念，看到自己的情緒，看到自己的恐懼，清清醒醒的，覺得是一件很幸福的事。

眞心推薦大家來學習希塔療癒，在希塔能學習如何能夠活出自己，能感受到把命運的選擇權拿回自己手上的自由感！感謝維安娜老師，感謝所有老師，眞的很感謝！

——黃炫諭

台東雲品中醫診所院長

當初誤打誤撞地闖入了希塔療癒的世界，讓我的人生多了一種選擇跟無限的可能。我想我很能接受希塔是因爲對我來說，它是一種有根據有科學有邏輯的自我了解及療癒的方法；透過基本的了解就可以知道，希塔在觀察每件發生在你我身邊的大小事時，最終總是要挖到最深最底的原因，正所謂事出必有因，而當你發覺眞正的原因後，再來解決或接受就顯得容易得多，重點是這樣才會長久有效。

希塔的「你的信念決定了實相」也就是你想要什麼樣的生活方式其實是取決於你的信念，這個觀點帶給我無比的能量；透過希塔的挖掘及信念的轉換，也幫助我勇敢地爬上了創業的大山，並朝向生命的榮耀與豐盛前進。

你若不相信魔法與奇蹟，那它們怎麼會降臨在你身上呢？何不給自己一個機會，嘗試一下感受一下相信一下，反正也沒什麼損失呀；放輕鬆你就站在光中，一起來感受希塔的溫暖與能量吧！

——李婉婷

財精會計師事務所負責人

練習清單

練習1 通往一切萬有冥想的藍圖（延伸版） 34
練習2 解讀 38
練習3 療癒 40
練習4 改變信念的過程 45
練習5 感覺過程 55

練習6 能量測試的過程 63
練習7 信念工作方法1 151
練習8 信念工作方法2 153
練習9 美德練習 277

前言

希塔療癒是一種具哲學性且完整的療癒系統，它可以用來改變自我限制的信念，提高正面的信念，也可以用來探索並理解自我，在靈性上揚升，造福人類。

這本書是爲深入挖掘信念而設計的指南，是《希塔療癒》、《進階希塔療癒》、《疾病學》（*ThetaHealing Diseases and Disorders*）以及《七界》（*The Planes of Existence*）的好夥伴。

在第一本書《希塔療癒》中，我一步步地解釋了希塔療癒中的解讀、療癒、信念工作、感覺工作、挖掘工作和基因工作的過程，並爲初學者提供了存有層面的介紹以及更多額外的知識。

下一本書，《進階希塔療癒》，提供了更深入的指導：關於信念和感覺工作、挖掘，以及對存有層面和我認爲對靈性進化至關重要的信念更深入的洞察。《進階希塔療癒》的擴展源自於第一本書《希塔療癒》，而《七界》的存有層面定義了療癒哲學。

爲了充分利用本書中所描述之對信念實踐的挖掘，有必要理解《希塔療癒》中所提及的過程。然而，你會在第1～2章和詞彙表中找到關於希塔療癒過程的描述——如果你是希塔療癒新手，這些都會對你有用。

本書中使用的能量治療技術在《希塔療癒》和《進階希塔療癒》中有充分的解釋，加上使用希塔腦波的冥想練習，我相信可以創造身體、心理和靈性上的療癒。當我們處於一個純淨而神聖的希塔狀態時，我們能夠通過專注的祈禱與造物主聯繫在一起。造物主已經給了我你們即將接受的迷人知識；它改變了我和許多人的人生。

θ

然而，書中描述的療癒和技巧有一個絕對的要求：你必須對流經萬物的能量抱有核心信念。有些人可能會稱它為「一切萬物的造物主」、「創造者」或「神」。通過學習和實踐，任何人都能做到；任何人都相信神或所有流動於萬物的本質。希塔療癒沒有宗教信仰。它的過程也沒有年齡、性別、種族、膚色、信仰或宗教的限定。任何對神或創造力量有純粹信仰的人都可以進入，並使用治癒之樹的樹枝，而我領悟到造物主有許多不同的名字：神、生命力、阿拉、萬物之主、女神、耶穌、聖靈、源頭和耶和華。

即使我正在與您共享這些訊息，不承擔因使用這些訊息而可能發生的變化。責任在於你，當你意識到你有能力改變自己和他人的生活時，你就承擔起責任。

讀者須知

在教授希塔療癒課程多年後，我開始發現某些學生在課程中挖掘底層或關鍵信念時的不正確之處。

一些學生可能因爲早期的希塔療癒導師教導他們錯誤的挖掘方法（或養成了錯誤的挖掘方式），而另一些學生則沒有被教導過任何挖掘方法。一些學生下載了負面信念，或者只在信念——工作環節下載了一長串清單，而另一些學生則是只做了信念工作卻沒有下載。有的療癒師做信念挖掘的工作，但並沒有達到應有的效果，他們的個案需要更多的療程來療癒。有些學生沒有讀過基礎和進階書籍中的挖掘深度解釋。

挖掘是希塔療癒中最重要的關鍵特點，但每年來上我的導師課程的學生都帶著壞習慣。挖掘課程的設計是爲了幫助他們有效和快速地挖掘信念，這本書就是結果。

θ

介紹：希塔療癒的心理學

市面上有些關於信念、情感和情緒狀態的文章，以及它們如何產生的許多理論——其中大多數試著解釋它們如何在心理學、生理學、哲學、神經學、社會學、內分泌學和心理療法中發揮作用。這些內容均指向同一個問題：我們要如何定義一種感覺、信念或情感？它存在於大腦中的何處以及如何存在？它究竟是什麼？

在現代科學中，許多關於情感和信念的概念從本質上來說是理論推測的學習過程，用一個思想建立另一個思想。對某些心理學家而言，感覺是一種主觀體驗，是一種情緒狀態的產物。我們可以透過言詞和身體的反應來檢視情緒狀態的產物，但是我們無法機械化地看清它們是如何形成的——除非透過讀取腦電圖來監測腦電波，或用近期發展的電腦斷層掃描。不過，我們能做得到的，是推測出情緒是通過人體的循環系統與神經系統，利用發送化學和電子訊息的方式流通人體的。

一些心理學家認爲，我們的情緒狀態本質上是針對社會與周圍環境因素的生物本能反應。根據這些理論有六種基本情緒：憤怒、厭惡、恐懼、快樂、悲傷和驚訝。這些基本的情感全融合在一起，進而形成了更加複雜的情感。舉個好例子就是同時感到憤怒和厭惡，而這些情緒交融在一起便形成了鄙視的感覺（請理解這些概念至少有部分是關於情感的理論）。

但是，以上這些都無法解釋我們爲何發展出一種特定的信念，或是該信念爲何被寄予我們。信念是一種情緒狀態嗎？位於大腦中的何處？它是如何形成的？爲什麼一個人會發展出這樣的信念，而不是那樣的信念？

有一件事似乎是肯定的：信念是深深根植於大腦中的精神客體，就像記憶是可以固化成爲正面或負面狀態的。因此，緊接著的問題是我們要如何識別自己的信念，以及要如何在需要時加以改變？仇恨、偏見和歧視都是一些負面信念的例子，這些負面信念可以演變成情緒之外的東西，儘管它們也是負面情緒的來源。與此同時，有關祈禱、冥想、愛、友善等的信念往往會產生正面的情緒和感受。一些科學家推測，信念的鞏固方式與記憶在大腦中形成的方式相同，但是一旦固化了，要怎麼改變它們呢？

牛津大學神經學家凱瑟琳．泰勒（**Kathleen Taylor**）說道「如果你質疑他們（信念）……那麼他們將稍微減弱。這時如果與強烈鞏固的新信念相結合，那麼你將會把重點轉移過去。」

信念——潛意識的入口

信念與**挖掘工作**是希塔療癒的精髓，且可以很容易地從心理學的觀點理解爲：爲了創造改變而直接將**潛意識**入口打開的一種方式。在信念轉換的課程中觀察人們，可以看出潛意識海洋周圍存在著一層保護泡沫——至少在某些人之中是如此。

這個保護場是自然形成的，如此一來潛意識的硬碟可以使我們免受痛苦——或是可能對我們而言的痛苦感知——我們是否應該去嘗試改變那些在生活中形成的信念（**或程式設定**）。

大腦就像有生命的超級電腦一樣運作著，不斷地評估訊息並做出回應。我們對經驗的應對取決於提供給潛意識的訊息，以及訊息的接收與詮釋方式。當信念被大腦接受並視爲「眞實」時，它就會變成固定的程式設定並置於潛意識的硬碟中。就像電腦操作一樣，希塔療癒將信念稱爲「程式設定」，因爲潛意識的硬碟會「執行」這些信念，而不管它們是負面的還是正面的。

一個程式設定可能對我們有利也可能有害，這取決於它是什麼以及我們對它的反應是如何。舉例來說，帶著「我無法成功」這樣的隱藏信念生活，即便已有多年的成就，也有可能會失去一切或有自我毀滅的行爲；而因爲這信念是無意識的，它將持續執行自我毀滅。這類型的信念程式很可能於童年時期形成，在潛意識思維裡根深蒂固，並等待著機會重現於現實世界。

這也是爲什麼在我們一生學習和成長的過程中，許多人認爲改變與成長並非好事的原因。當我們還是孩子的時候，經驗告訴我們改變可能是痛苦，甚至是危險的。童年時期遭受的創傷——可能是由於更換學校、父母離婚、死亡或其他原因——導致在潛意識周圍形成保護泡沫，以使我們免受痛苦。隨著年齡的增長，改變和成長（如西方思維所視）也被視爲是痛苦的。像是失去或更換工作、兩性關係分手或身體老化等等事件，也可能表示我們對改變的想法變得越來越負面。隨著潛意識將這些學習到的行爲內在化（其中一些行爲可能對我們是不利的），它知道怪物就在深處，若直接接觸它並嘗試做出正面改變，則這些行爲可能會很痛苦——所以這層保護泡沫才存在著。隨著我們年紀的增長，要做出這些對我們而言可能會痛苦的改變就變得越來越困難，因此保護層也越來越厚。信念工作穿透泡沫層，進入潛意識思維，並做出改變而又不會造成痛苦的方法。

信念工作使我們有能力透過觀念，用正向且有益的信念來刪除及替換任何負面的信念程式。這個觀念就是「改變」是可以通過宇宙中最強大的能量，也就是亞原子粒子的能量來創造的。要如何理解這項本質取決於個人。有些人可能將此本質視為「神」，但其他人可能會用科學的角度看待它。無論哪種方式，它都能為我們的生活帶來實際的改變。在這個過程中，我們認為這一種同時是外在及內在的信念，是比我們心智當中其他任何事都具有更強大的力量。

創造改變的過程

利用**能量測試**（參閱第二章），我們可以感知到潛意識中持有哪些信念程式，以及位於**信念的四個層面**中的哪一層面（**核心、遺傳、歷史和靈魂**）——也就是我們深信自己固有的信念。信念工作的能量測試是個直接的步驟，透過對於刺激的反應來測試自己或是個案的能量場，或是以一切萬有的本質，一個精準的方法來揭露特定的信念是否存在，並且將其帶入**有意識的**思維之中。接著那信念程式的信念便可被釋放，然後在其位置下載一個新的。換句話說，個案相信程式信念已被釋放而且由新的信念取代了。

能量測試對剛開始使用信念工作的人，以及需要「證據」表明有變化發生的個案有幫助。然而，一旦你更加熟悉了挖掘底層或關鍵信念的同步相互作用，你就不必再使用相對機械化的步驟來測試每一項信念了，而個案將開始在互動的過程中做到直觀的大躍進。

最重要的是，能量測試工具教我們能不受苦痛地進入潛意識，並在其中進行更改。當足夠的信念程式被更改了，大腦就會學習到它並不需要保護我們，最終，我們便可以直接進入潛意識。此時，我們可以開始即時的做出改變而不用再透過能量測試。在我們的日常生活中，任何需要我們做的改變都將在潛意識的夢境中傳達給我們，然後開啓有意識的思維。我們會發現到儘管改變可能依舊困難，但它已經不再令人不知所措以至於我們對此感到恐懼。到了這時，我們已自動地對自己進行信念轉換，立即地在自身創造變化，然後將改變顯化，並擴展到我們生活當中更物質的層面。

然而，爲了改變信念，潛意識必須對釋放信念感到自在。信念的四個層面是一種爲潛意識打開大門，並爲那些可能原封不動的信念程式帶來變化的方式。這是因爲一旦潛意識接受了四個信念層面的觀念，它就具有了一種結構，在那其中是可以顯化改變及成長的。

感覺的下載是對潛意識的一種暗示，即過去可能由於某種原因未曾經歷過或拒絕過的感覺。另外也建議可以從源頭下載這些感受，而正因爲該暗示來自神聖之地，潛意識更可能**接受感覺的下載**所呈現出來的樣子，並允許潛意識接受正向的改變。

1
希塔療癒技巧

正如同我在介紹中所述，信念挖掘工作將任何阻礙著我們療癒或前進的信念程式帶入我們的意識思維之中，這是非常重要的。在挖掘信念時，你會運用帶你進入希塔腦波的技巧，此外，若你是希塔療癒的新手，你會發現本章節對希塔技術的分支概述很有幫助。

希塔療癒的基本療癒和**解讀**技巧其實很容易遵從。然而，這些過程是視覺化的操作方式，對你來說可能還有些生疏，因此在開始任何信念工作之前，請先練習本章節中介紹的技巧。不過，我們也發現每個人都能學會視覺化，只要按照自己的步調遵循指示，你就能夠熟練地掌握它。

希塔療癒樹

療癒和解讀是基於與造物主的連結，以及集中意念的力量。爲了擁有此連結及集中你的意念，你必須先認識自己的直覺能力。然後，爲了了解過程，請盡一切可能地學習了解自己的內在潛力。

以下術語指的是希塔療癒「樹」的第一個「分支」，以讓我們用來「向上尋求神」：

- 言語和思想的力量
- 腦波
- 靈通感知和脈輪
- 自由意識；共同創造
- 下指令或請求（命令你的潛意識，請求造物主）
- 觀察—視覺化以及身爲見證者的力量
- **第七界**的一切萬有造物主

θ

希塔精神狀態

下一個部分是了解如何在準備進行信念工作時善用**希塔精神狀態**。我們的腦波有五種：貝塔波（beta），阿爾法波（alpha），希塔波（theta），德而塔波（delta），以及伽瑪波（gamma）。這些腦波持續不斷地運動著，因爲大腦在這五個頻率上不間斷地產生波。我們所做和所說的一切都受我們腦波頻率的調節。

希塔腦波狀態是非常深層的放鬆；一種夢境般的狀態，永遠是有創造力、鼓舞人心以及以精神感覺爲特點的。我們相信這個狀態使我們能夠進入潛意識思維並且打開直通神聖的大門。

我相信當我們練習冥想並說出「神」一詞時，我們便能夠抓住有意識的希塔腦波。在這有意識的希塔精神狀態裡，我相信我們能夠創造任何事物，立即爲我們的現實帶來改變。並且將我們的意識傳送到凡人肉身之外，與第七界的「一切萬有」

能量做連結，其同時也是整個宇宙萬物與生俱有的。許多研究指出，療癒者和被療癒者會陷入希塔—德而塔（Theta-Delta）頻率，而這可以解釋某些療癒者的遠見卓識。

因此，在開始挖掘信念之前（無論是爲自己還是個案），請使用以下一切萬有的能量冥想來進入第七界；它將會打開你的心神之門，並讓你與一切萬有能量的最純粹本質聯繫在一起。這種精神藍圖將刺激你大腦中的神經元，並將你與創造能量連結在一起。

練習1

通往一切萬有冥想的藍圖（延伸版）

這個冥想是在存在七界中提及的冥想延伸版本，你踏上尋找自己內在造物主的旅途，它擁有最高智慧和完美的愛，以及同時朝宇宙廣大無邊的意識前進。

1. 首先將你的意識向下傳送到大地之母的中心，進到一切萬有能量之中。
2. 現在，將一切萬有能量透過你的雙腳帶入體內。
3. 將能量向上傳送至你的七個脈輪，然後直通你的頭頂。將這種能量想像成一個美麗的光球，然後看到自己在那其中。花一些時間注意看看它是什麼顏色。

4. 將你的意識投射至星空之上，想像其上升至宇宙之中。

5. 想像一下進入宇宙之上的光；它是巨大又美麗的光芒。想像自己向上穿過那道光芒，你會看到另一道明亮的光，再一道，又一道。那裡有很多道明亮的光，所以請繼續前進。

6. 在一道又一道光之間有一點點的暗光，但這只是在各道光芒之間的層面，所以請繼續前進。

7. 最終，那裡有道巨大又明亮的金色光芒。穿越它。當你穿越它時，你會看到一個起先看似昏暗的能量——一種濃稠的，類似於果凍的水狀物質，是由彩虹的所有顏色組合而成。當你進入這個果凍般的物質，你看見其顏色逐漸改變——這就是法則的所在地，在這裡你將看到各種形狀和顏色。在不遠處，有道閃耀的白色虹彩光；它是藍白色的，就如珍珠一般。走向那道光芒。避開深藍色的光線，因為這是磁性法則。你有可能會被法則的本質所吸引，所以請務必要進入下一道光。

8. 當你接近那白色的虹彩光時，你會看見粉紅色的霧。這是慈悲法則，而它會引導你進入第七界的一個特殊地點。你可能會看到那珠光是矩形的，像是一扇窗戶；這就是第七界的開口。

9. 現在，請通過該開口。深入其中。你將身處在閃爍的白光之中。起初，這種光芒可能包含一些閃爍的珠光藍和粉紅色在其中，但主要為白雪般的冷光。感受它穿過你的身體。它感覺很輕，但有質量。你能夠感受到它正穿透你；彷彿你再也感覺不到自己的身體與能量之間的隔閡。你成為了最高智慧與最大愛的一切萬有的造物主。請別擔心，你的身體並不會消失，反而會變得完美健康。請記住這裡只有能量，而非人或物，所以如果你看到了人，請再繼續往上。正是在此地，「一切萬有的造物主」進行即時療癒，並且你可以創造生活中的各個層面。

一旦你了解了此冥想並熟悉了它的練習，你便已準備好使用以下提供的解讀和療癒步驟來釋放、替換以及挖掘信念。以下有關解讀和療癒的描述均爲希塔療癒的簡化版本。

解讀

解讀指的是療癒師將意識轉移到他人空間進行身體掃描。

解讀很簡單：

1. 以自己為中心。
2. 首先將你的意識向下傳送至大地之母的中心，進到一切萬有能量之中。
3. 透過你的雙腳將能量往上帶入你的體內，然後將能量帶入所有脈輪。
4. 向上通過你的頂輪，提升你的意識並將其投射至穿越星塵的宇宙中。

5. 超越宇宙，通過層層道光，越過金色的光芒，穿過果凍狀的物質（也就是法則），進入珍珠般的虹彩白光並到達第七界。

6. 發出命令或請求，「一切萬有造物主，我下指令或請求見證〔填入那個人的名字〕的解讀。謝謝你！完成了。完成了。完成了。」

7. 進入個案的空間。

8. 想像進入他們的身體並將其點亮。

9. 如果在過程中有某部分身體沒有點亮，那表示該區域可能有問題。

10. 一旦完成，用第七界的能量洗滌自己並與其保持連結。

解讀的下一步爲療癒。

療癒

「一切萬有的造物主」就是療癒者，而你只是見證了一切的觀察者。

療癒很簡單：

1. 以自己為中心。
2. 首先將你的意識向下傳送至大地之母的中心，進到一切萬有能量之中。
3. 透過你的雙腳將能量往上帶入你的體內，然後將能量帶入所有脈輪。
4. 向上通過你的頂輪，提升你的意識並將其投射至穿越星塵的宇宙中。

5. 超越宇宙，通過層層道光，越過金色的光芒，穿過果凍狀的物質（也就是法則），進入珍珠般的虹彩白光並到達第七界。

6. 發出命令或請求，「一切萬有造物主，我下指令或請求見證（填入那個人的名字）的療癒。謝謝你！完成了。完成了。完成了。」

7. 進入該人的空間，然後見證造物主療癒此人。

8. 停留在見證的領域，直到療癒能量完成為止。

9. 一旦完成，用第七界的能量洗滌自己並與其保持連結。

爲了進行療癒，被療癒者必須想要讓自己恢復健康，療癒者必須相信這是可能的。如果該人並不想被療癒，或是不認爲自己能夠被療癒，可以使用不同的療癒技巧來改變信念。

> 信念工作使我們有能力
> 用一切萬有造物主的正面與有益的信念程序
> 來刪除及替換負面的信念。

信念工作

信念工作是希塔療癒的核心，意指在挖掘更深處或關鍵的信念之前，先改變已編程在潛意識中的限制性信念。

信念程式及信念層面

當一個信念被身體、大腦（精神）或靈魂接受爲「現實」時，它便成爲一項信念程式。這些信念程式可能對我們有利或有害——取決於信念程式內容及我們如何應對。希塔療癒教導，信念工作有四個層面（核心、遺傳、歷史和靈魂），你可以在信念工作療癒中將其用作移除或替換信念程式的指南。

核心信念

核心信念是我們這一生被教導且從孩童時期就已接受了的信念。這些信念已經成爲我們的一部分，並在大腦前額葉中作爲能量保存著。

遺傳信念

在這一層，信念是從我們的祖先繼承而來，或者被添加至今生的基因之中。這些圍繞在我們體內DNA周圍的是形態形成場，而信念是儲存在場內的能量。就是這個領域的知識告訴DNA如何運作。

歷史信念

這層涉及到我們前世的記憶、深刻的基因記憶，或是帶入現今的集體意識經驗。這些記憶保留在我們的氣場。

靈魂信念

這個層就是所謂「你」的存在。這些信念是所有信念工作中最深也最滲透的，他們成就了個體的完整性。始於心輪並向外擴展。

使用這四個信念層面作為你在信念工作課堂中移除及替換信念程式的指南。

如第1章所述，我們可以用信念測試在四個信念層面當中找尋信念程序（有關正確的能量測試方法和步驟，請參閱第2章）。能量測試是一種直接的步驟，透過判別反應為「是」或「否」，可讓你用來測試某特定信念是否存在。

練習4

改變信念的過程

以下步驟僅為示例。希塔療癒中提供了從四個層面釋放信念的完整過程。

1. 將自己設為中心點。
2. 首先將你的意識向下傳送至大地之母的中心，進到一切萬有能量之中。
3. 透過你的雙腳將能量往上帶入你的體內，然後將能量帶入所有脈輪。
4. 向上通過你的頂輪，提升你的意識並將其投射至穿越星塵的宇宙中。

5. 超越宇宙，通過層層道光，越過金色的光芒，穿過果凍狀的物質（也就是法則），進入珍珠般的虹彩白光並到達第七界。

6. 發出命令或請求，「一切萬有造物主，我下指令或請求將（任何信念）的信念程序在四個層面中被拔除、取消及化解我們的歷史信念，它們從（該人名）被送至造物主的光並且被（任何造物主所告訴你的）所取代。謝謝你！完成了。完成了。完成了。」

7. 見證了與（任何信念）相關的信念程序與能量被拔除、取消及在歷史層面化解，它們被送至造物主的光並被新的（任何造物主告訴你的）信念程序取代。

8. 一旦完成了，用第七界的能量洗滌自己並與其保持連結。

挖掘

挖掘是對關鍵信念的能量測試，所有其他信念都是疊加在這些信念之上的。在一對一課堂中，療癒師就是調查員，對個案的陳述進行能量測試以找到其主要信念的線索。

你可能會發現將**信念系統**視覺化想像成一個積木塔是很有幫助的。位於底部的積木是關鍵，它在底部支撐著其餘信念；是在那之上所有編程的根源。隨時詢問造物主「是哪一個關鍵信念使這個信念系統保持完整無缺？」你可以通過尋找和清除關鍵信念來節省時間。

一旦有了關鍵的信念或編程，請求或找出適當的替換信念程序，並將其安裝在已刪去或拔除的信念程序位置中。接著試問自己或個案，在信念程序替換之中你學到了什麼？以及舊的信念程序會出現的起因爲何？去了解我們爲何會有不符合自己最佳利益的信念程序，有助於我們避免再次創造相同的能量。

在療癒結束前找到關鍵信念並將其拔除及替換是最好的。此外，確保在信念工作療癒中包含感覺工作，因爲在許多情況中置入情感會加快尋找最深層信念程序的過程。

判斷關鍵信念

對自己或個案進行信念工作時，試問「如果你可以改變任何一點，那會是什麼？」然後繼續提出與該問題有關的問題，直到達到特定或最深層次的問題爲止。在與個案的合作中，當他的言語變得有防禦性、肢體扭動或者哭泣，也就是他在潛意識中試圖堅持某項信念程序，你便知道你越來越接近個案的關鍵信念了。在你發現該信念的層面上拔除、取消、化解並且根據需求加以替換信念。

關鍵的問題如下：

- 是誰（who）？

- 是什麼（what）？
- 哪裡（where）？
- 爲什麼（why）？
- 如何（how）？

在幫個案進行挖掘時，請避免將自己的信念程式或想法置入調查過程中。因此，當你以自己的直覺能力進入另一個人的「空間」時，請始終與第七界造物主的觀點保持牢固的連結。這樣一來你將獲得清晰的「解讀」。在某些情況下，個案會重複、隱瞞或將你帶進問答情境之中的。要保持耐心並堅持不懈地找到最底層信念。可能會需要詢問造物主「底層的信念是什麼？」

如果個案在信念工作期間開始感到不適，請繼續釋放信念直到它消失爲止。在獲得該人的許可之後，從造物主的觀點下載感到安全的感覺。繼續進行挖掘工作，直到該人感到舒適並且舉止冷靜爲止。在大多數情況下，挖掘技巧必須優先於感覺的置入和信念的釋放。我們應該了解的第一件事是我們需要改變的是哪一個神經元的連接。

為何要挖掘信念？

挖掘使我們意識到需要改變的部分。一旦你修改了突觸，也應確保你改變了可能會干擾新概念的任何相關模式。請記得，歷史及遺傳信念層面也有可能會阻擋信念的置入。

挖掘並非僅僅詢問造物主要改變什麼；它涉及自我探索或討論，即是單純談論該主題的行爲實際上會將信念程序帶入意識，以讓它們自發性的釋放。舉例來說，如果你下載感覺並知道如何過快樂的生活，那麼人體的感受細胞將打開幸福之門——而且，如果你正在與個案合作，那麼他們應該在那一刻起行爲舉止將不同以往了。

> 挖掘的重點不是要過度地
> 聚焦在大腦正在被重新編程的這一想法，
> 因爲潛意識可能會
> 嘗試用舊有信念來代替新的信念。

在遇到新的信念時，你只需單純的詢問造物主是否要釋放它、替換它或是刪除該信念的某一方面。我們會在接下來的章節中更詳細地探討挖掘方法和過程，但是在沒有適當洞察力的情況下切勿轉換信念。因爲起初看似負面的信念實際上可能是對個案有益的，不應隨意釋放。

這過程很簡單！你只需要利用關鍵問題：是誰？是什麼？哪裡？爲什麼？如何？你的思維便會開始挖掘，像電腦一樣的讀取訊息並且爲每一個問題提供答案。

請記住，如果你或個案無法找到答案，那只是暫時的。將問題從爲什麼改爲怎麼做，諸如此類直到答案顯化爲止。如果沒有答案，試問「如果你確實知道了答案，那會是什麼？」

稍加練習，你將學會如何利用思想的能力找到答案。在信念工作過程中的任何時候，對源頭的干預以及造物主給你的關鍵信念保持開放。請記住，所有關鍵信念通常都具有正向的一面，因此請務必找出它的宗旨以及從中汲取的教訓。像是「如果我超重，我會覺得很安全」或是「如果我超重，我最深層的感覺就能夠隱藏起來」等等的信念，就是大腦竭盡所能地保護我們免受苦痛。

感覺工作

也許是由於童年或生活中的創傷，有些人從未體驗過（或喪失了感受的能力）某種感覺的能量。爲了擁有像是喜悅、愛或被愛的感覺、富裕的感覺，或是其他陌生的感覺，我們必須請造物主顯示這些感受的「感覺」。這也是某些顯化無法真實實現的原因——因爲爲了顯化我們想要的東西，例如一個靈魂伴侶、財富等等，我們必須先體驗擁有這些東西是什麼感覺。換句話說，我們必須相信宇宙中存在這些可能性，才能使它們在我們的生活中得以顯化。

如同我在《希塔療癒》中所解釋道，要將感覺下載到其他人身上，你需要：

1. 爲下載請求口頭許可。
2. 命令或請求一切萬有造物主下載來自第七界的感覺。

在希塔療癒，你也可以成爲自己的療癒師，並透過連結造物主來執行自己的感覺工作，允許下載感覺串流至你身體的每一個細胞以及四個信念層面。一旦經歷過這種感覺，你將準備好來創造生活上的改變。

> 我見識過許多生活被改變了，
> 而這些改變來自單純地從造物主那裡下載感覺。

人們花上畢生時間來學習的東西可以在幾秒鐘內學會。一切萬有造物主可以在各層面上教我們這些感受，並消除不合理的恐懼。

下載感覺

當這種感覺知識被下載時，它創造了意識、理解力和領悟力，而這些感覺會極大地影響你的直覺能力並創造身體的健康。

練習 5

感覺過程

使用以下步驟來下載感覺。

1. 將自己設為中心點。
2. 首先將你的意識向下傳送至大地之母的中心，進到一切萬有能量之中。
3. 透過你的雙腳將能量往上帶入你的體內，然後將能量帶入所有脈輪。
4. 向上通過你的頂輪，提升並投射你的意識，穿越星塵至宇宙中。

5. 超越宇宙，通過層層道光，越過金色的光芒，穿過果凍狀的物質（也就是法則），進入珍珠般的虹彩白光並到達第七界。

6. 發出命令或請求「一切萬有造物主，我下指令或請求將〔該感覺的名稱〕的感覺透過其身體的每個細胞下載給〔該人的名字〕；請以最高和最理想的方式下載在四個信念層面中以及在生活的每個層面。謝謝你！完成了。完成了。完成了。」

7. 見證「感覺」的能量流通進到對方的空間，並見證來自造物主的感覺像瀑布般傳送至該人身體的每一個細胞，將感覺下載至所有四個信念層面（核心、遺傳、歷史和靈魂）。

8. 一旦完成，用第七界的能量洗滌自己並與其保持連結。

做出下載感覺的指令

使用以下指令來下載來自造物主的感覺：

「我了解……是什麼感覺」

「我知道……」

「我知道何時……」

「我知道如何……」

「我知道如何度過我的日常……」

「我知道一切萬有造物主的觀點是……」

「我知道……是可能的」

「我是……」

「我會……（行爲）」

其他指令示例：

• 利用來自第七界的一切萬有造物主來教導〔填入要體驗的感覺〕的定義。舉例：透過一切萬有造物主，我知道信任的定義。

• 教導〔填入要體驗的感覺〕的感覺是什麼。舉例：我知道信任的感覺是什麼。

• 教導了解如何〔填入要體驗的感覺〕或身爲〔填入要體驗的感覺〕的感覺是什麼。舉例：我知道「了解如何信任」或「身爲值得信任」的感覺是什麼。

- 教導什麼時候能夠〔填入要體驗的感覺〕。舉例：我知道什麼時候能夠信任。
- 教導〔填入要體驗的感覺〕是可能的。舉例：我知道信任是可能的。
- 教導一切萬有造物主的觀點及如何〔填入要體驗的感覺〕。舉例：我知道一切萬有造物主的觀點及如何信任。

2

能量測試

此章節遵照正確的能量測試方法。我常發現療癒師學員沒有遵循正確的能量測試程序，因此無論你是療癒師還是爲自己做測試，希望以下內容對你有所幫助。

補充身體水分

在能量測試之前，請確保你/個案身體水分充足且精力充沛。曾經有一次我以爲自己無法進行能量測試，但是在喝下七杯水之後，我變得能夠進行信念能量測試。能量測試只有在水分充足的情況下有效，並且需要注意以下要點：

- 血壓、哮喘藥物和咖啡因都會影響身體水分，因此在療程進行前喝水會對能量測試程序產生重大影響。爲了讓身體獲得最充足的水分，請在水杯中添加少許鹽。
- 如果喝了水，但仍然沒有感到水分充足，請將你的手放在腎臟上（位於背部，在肋骨下方）以啓動身體補充水分。

- 另外，我最喜歡的補水方式是向造物主請求讓身體水分充足以進行能量測試。

練習 6

能量測試方法

能量測試有兩種方法，取決於你是與個案合作還是自我工作：

方法 1

如果你是療癒師，請讓個案將拇指和手指緊緊地握在一起，在手指緊緊合攏時表示測試回應為「是」，而手指自然鬆開時表示為「否」。

使用這個方法進行能量測試時，你需要保持觀察力並確保個案將手指緊緊地握在一起，請根據他們所說的陳述，以潛意識的反應方式放鬆手指。

當你拉起個案的手指來測試反應為「是」或「否」時，請務必要牢固地拉起但不要太用力，以免傷害到個案。在個案大聲說出信念後，用雙手牢牢抓住個案的拇指和手指並施加平穩的力量將其拉出。確保個案複誦你正在測試的每個信念。

方法 2

這個能量測試方法適合自我工作或者與個案一起合作。

站著面向北方。當你說「是」時，你的身體應該向前傾。當你說

「否」時，你的身體應向後傾。如果你身體完全不傾斜，那麼你很有可能是水分不足（見上文內容）。

能量測試不應用來定義療癒

儘管能量測試是一個有用的工具（無論你是療癒師還是自己測試），但讓造物主來引導療癒是最好的。一些療癒師使用能量測試作爲定義療癒的一種方式，但是在信念工作中，我只有在療癒開始及結束時進行能量測試，且通常僅三到四次。取而代之的，我允許自己接受造物主的指引。

能量測試讓我們相信什麼

能量測試只是我們所相信爲正確的事情，例如：這正是爲什麼你無法精準測試維生素和礦物質需求。若我們需要某種維生素，我們的行爲會傾向於該維生素，因爲人體會自然地吸引到它認爲需要的物質。因此，如果你渴望著巧克力蛋糕，則表示你可能需要補充硒和血清素。如果你想吃奶油夾心捲或麵包類食物則可能是需要鉀，所以應該吃西瓜來取代。如此說來，能量測試並非找出一個人的需求或一個人發生什麼事的絕對方法。

事實上，如果人體對於礦物質或維生素不夠了解，那麼便無法對其進行準確的能量測試。例如，你可能去一家健康食品店進行營養元素的能量測試，但你幾乎不可能會對礦物質鉬（用於在鋼中製造合金的重金屬）測得出來。事實上，鉬以小劑量作爲身體的補充元素，用來緩解體內廢物的產生，避免導致一種稱爲乙醛的酵母過多。

另一個解釋方式是來自我的個人故事。由於我的身體無法正確地分解鉀，卻老是測試出我需要它。但是，我並不能直接補充鉀，而是需要透過吃正確的食物來攝取，例如香蕉。

這就是爲什麼很容易對五十種不同的草藥組合進行能量測試，且結果爲是的原因，但是其實草藥以簡單的形式作用是更好的，也就是一次只使用一種或兩種草藥（我也認爲不應該連續使用草藥，並且一次只能使用幾個月）。

此外，個案與療癒師之間的關係也會影響能量測試的準確性。爲了做示範，我曾經把松節油放在杯子裡，然後讓我其中一個學生拿著它。接著，我對他們進行能量測試，看看他們是否需要它並且足夠堅定，正因爲他們信任我，所以他們會給出「是」的反應。

這就是爲什麼你要習慣去詢問造物主自己需要什麼。而且，對於營養補充品和其他療法，你有責任確保這些與其他服用的藥物不會產生任何交叉影響作用。

逃避問題

在與個案合作，測試反應時，請他們將手指緊緊地握在一起。然而，請注意在拉起個案手指時施力不要太過用力或太輕，因爲這可能會改變個案的反應。

另外也値得注意的是，有些人會試著透過影響能量測試來逃避問題，尤其是當該話題對他們來說是敏感的。因此，請仔細觀察個案以確保他們沒有試著打開或合上手指以設法操縱測試程序。如果發生這種情況，請溫柔地讓個案自覺到他們正在嘗試改變挖掘的結果，並再次進行能量測試。告訴個案當你在測試反應時，他們應將手指緊握在一起。

快速眼動

在與個案合作時，請保持雙眼放鬆，讓眼球自然地移動彷彿你在做夢一般。快速動眼並非必要，爲了進入希塔狀態或改變他人的信念而翻動眼球，有可能會使個案感到不適。

睜眼，閉眼

由於大腦作用的不同，有些個案在睜開眼睛時的能量測試結果會有所不同。在眼睛閉上時，該人會更加放鬆並與自己的潛意識相連結。在眼睛睜開時，該人便處於戰鬥模式。你仍然可以在個案睜開雙眼時做下載，但請要求他們在進行信念能量測試之前閉上雙眼。

要確定你是否清除了關鍵信念或信念程序，請個案閉上雙眼並進行能量測試。繼續向造物主詢問關鍵信念並移除該信念編程，然後重新測試個案（睜開與閉上雙眼）。

無論你使用哪種能量測試方法，只有在閉上雙眼的情況下才能正確地進行能量測試。

能量泡沫：跨越能量區域

我們對身體的「能量泡沫」或「氣場」非常敏感，了解這一點是很有幫助的。每個人周圍都有一層電磁泡沫，並對於有人破壞了這一區域感到很敏感。因此，在與個案合作時，請注意不要在療癒當中「越過」個案的身體，以免自己的肢體動作干擾了個案的能量場，進而影響信念工作療癒。

這也是為什麼與個案面對面坐時要側著對上對角的膝蓋（面對面坐時，療癒師的右膝蓋對上個案的左膝蓋旁，側身隔開）是最好的原因，如此一來，在進行能量測試時你就不會干擾到氣場。你也應該用手「關上」（有如拉上拉鍊）個案的氣場，以在個案面前順暢地上下移動，修復其空間中的任何開口。

大聲地表達信念程序

無論你是進行自我測試還是與個案合作，若無法大聲地口頭陳述每個信念程序，你便無法正確地進行能量測試。同理，你無法透過純粹地想著一種信念來進行能量測試，因爲它並不會給你正確的答案。如果你/個案沒有大聲地說出信念，那麼對於所有沒有口頭表達出來的信念，能量測試都是無效的。

3

信念工作與挖掘：過去、現在及未來

θ

當你走到朋友面前說道「走吧，我們去看電影」，這意味著你正在將自己和朋友投射到未來。當你的朋友回應「給我一分鐘準備」，這代表著什麼呢？思考一下這句話，「一分鐘」……

這很簡單，那日常對話意味著你朋友正處於當下且同時預測著未來。這代表我們所做的每一件事及所說的話使我們成爲現在的自己——我們的過去、現在及未來——全是關於時間流逝的幻想。我們的大腦已被設計用這種方式來接受現實。

曾有過許多人來班上跟我說「維安娜，我只活在當下，我不必記得過去。」但是說眞的，我們所做的一切都與我們過去的經歷和歷史有關聯。這整個世界都是以過去的歷史爲基礎的。

我們從自己、父母及他人過去曾經做過的事情中學習，以及這些行爲是如何在現在持續地影響著我們，並從中創造未來。

當人們說「我活在當下，而非過去或未來。我不是活在現在，我只活在當下。」我的回應如下：「活在當下這一說並不存在，因爲當你意識到『當下』的時候它已成爲了過去。要活在當下的唯一方法就是明白過去是什麼，以及要在未來創造什麼。如果你想成爲一個良好的直覺者和優秀的療癒者，你需要能夠創造自己的未來。重建未來就是我們之中某些人來到此地的原因。」

我認爲有些人讀了很多很棒的書，也上了一些課程，因此從中激勵了他們專注於自己現在的生活。這些想法告訴他們享受每一次呼吸、每一秒鐘並且慶祝當下。但這並不意味著要忽略去支付未來的帳單，或忘記了你是自己過去行爲與經歷的產物。

在信念工作的過程中，我們會體驗到許多在過去創造出的信念系統。我們發現自己所做的行爲其大部分原因是來自於我們的過去；在童年時期構成的潛意識信念編程行爲。當我們發現這些信念時，身爲成年人的我們可以爲了未來的自己改變某些行為與習慣。

人腦是我們所知最聰明的電腦。從開始呼吸的那一刻，你就進入了人體美妙的生命系統，你的大腦開始記錄所有發生在你身上的事情。你的潛意識大約佔你生活的90％，隨著時間的流逝，它會分析事物並從中學習，並將所學置入你的行為模式之中。潛意識不會將行為歸類為「好」或「壞」，那全都屬於學習經歷。

“在希塔療癒
你無法去命令
所有負面或不良行為消失，
大腦並不是這樣運作的。”

舉例來說，若你母親在你童年時期對你施暴，並同時說「我愛你」，大腦便會計算出「愛」與痛苦及壓力有所關聯。因此，信念程序有可能會以墜入愛河、得到愛或有人對你說「我愛你」是危險的，以這樣的方式成型。這是極為精明的潛意識創造這些行為的一種方式。

在希塔療癒，我們不用信念工作來消除過去的記憶，而是用來幫助我們意識到它們的存在並加以解決。記憶使我們成為如今的自己，每個人生經歷都很重要。挖掘信念為我們提供了一種意識過去、現在和未來的方法。

了解過去

我們遺傳層面的信念在我們出生之前就形成了。我們身體的DNA來自祖先以及他們所承載的信念——那些幫助了他們生活的信念。然後，我們祖先在當時做的決定會接著在未來影響他們的後代。這些信念可能通過他們的DNA傳遞下來，並可能影響到整個後世子孫。

θ

我們的祖先傳遞了各式各樣的遺傳訊息，而最好的分類方法就是信念工作這樣的天賜之物。透過信念工作，我們能夠在遺傳層面上追朔**前後各七個世代**。重要的是要見證祖先給予我們的美好事物，並將其發揚光大。

幾個世紀以來，信念積累在我們的DNA遺傳層面之中。這種信念的積累可能會影響到現在的我們，因爲過去不單單只是我們的過去，現在不單單只是我們的現在，未來不單單只是我們的未來。我們過去的祖先、現今的孩子和親戚以及我們未來的子孫都以許多人不了解的方式聯繫在一起。

“萬物之間都具有相互連結性，
這包括我們對於時間有限的理解，
並關係到我們的DNA。”

我們從過去的錯誤中學習。但是許多融合至我們DNA中的信念系統實際上對我們是有益的。舉例來說，我們的祖先學會了如何生存，否則我們現在就不會在這裡了。在我們從祖先那裡傳承下來的眾多與生俱來的技能當中，幫助自己的同胞是很自然的慾望。幫助他人是部落社會中一個很好的生存策略，必須一同合作才能發展壯大。若你本身是療癒師則這一點更尤其眞實，你已經了解到，自己有種內在慾望是幫助他人，且可能具有這種基因傾向。

試問自己：「分別在**核心**、**遺傳**、**歷史**及**靈魂**層面當中，你放下了哪些影響著你的信念？」此問題能夠透過挖掘歷史層面來得到解答。

我們相信實相由我們自己來創造。因此，在你自己的實相當中試問自己：

- 你正在現在的生活中創造什麼？你為什麼會處在目前的情況？

θ

• 你的處境是否良好以及你是否眞正的快樂？

• 你是否每天起床說著：「我很高興我活著！」你是否整天持續著那種快樂，或者你是否有時會很絕對地批評自己或周遭的人？

• 你是否覺得自己整天情緒起伏不定——或至少一天三次？若爲是，你的情緒起伏是否規律或是每天都完全不同？

• 你是否對自己或他人生氣？

• 你是否因爲家人並非你所想要的而感到生氣？

• 你是否對於傷害你的朋友或他人感到生氣？

你如何回答上述問題可能與你的基因信念程序有關聯，經過我們祖先好幾世代做著相同的模式，那些編程已深深植入。許多人來自世代都灌輸相同信念系統的家庭。當你的靈魂本質意識到改變信念的需求時，就會改變這些古老的模式。

意識到來自過去的信念程序

當我與長期致力於自己信念的希塔療癒師交談時，他們通常堅信自己已經清除了所有負面信念——這是眞的，因爲我們的大腦並不認爲所有事情都是負面的。他們認爲自己已經完成了所有必要的信念工作，因此不明白爲什麼生活仍然沒有按照他們所想要的方式進行。他們告訴我「我已做了所有的信念工作，我不知道我哪裡做錯了。」然而，他們忽略的是他們只爲自己的現在和未來，卻沒有爲過去而努力。他們的過去不僅僅與他們自己有關，同時也受到祖先信念的影響。

你可能會深信自己害怕相信任何人，或者生活充滿悲傷，或者要隨時處於備戰狀態。你爲什麼會有這些信念呢？是什麼將其帶入你的體內或者爲什麼你會傾向於這些信念？

信念工作範例1

個案：「爲了所有的事情一直要去奮鬥。」

維安娜：「是從何時開始的呢？你第一次有這種一直要去奮鬥的感覺是什麼時候？」

（當我問這個問題時，這個個案和許多其他個案一樣；他花一分鐘回想了一下過去，然後才說話。）

個案：「噢，我不記得，一直都是這樣子。」

維安娜：「那麼，如果你還記得，那會是在什麼時候開始？」

個案：「是在我兩歲時開始的，我記得我哥哥進來揍了我一頓，如果我讓他揍而不反抗，我會遭殃——身體上、精神上和情緒上都是——所以我學會如何奮鬥。」

維安娜：「真的是從那時候開始的嗎？」

個案：「我想是的。」

維安娜：「你從中學到什麼？還有你得到了什麼？」

（這一切都來自個案在童年時期的過去，不過有時候人們會追溯至比童年更深層的經歷。）

個案：「我學到我必須爲自己相信的事物去奮鬥。」

維安娜：「你從哪裡學到這一點的？」

個案：「我不知道，我只記得總是在奮鬥。」

維安娜：「那麼，關於這點你有什麼樣的記憶？」

個案：「我的祖父在內戰時參與了北方的聯邦軍，我的祖母則是南方的聯盟國，所以他們之間從來都不和平。」

如果你一遍又一遍地反覆詢問這類型的問題，人們會朝著過去祖先的信念走去。我們可能還會出現比此時此地更深層的答案，進而幫助我們了解自己的基因。

如果你不清楚自己的DNA組成，則可以進行DNA測試以了解自己的歐洲、亞洲、非洲及美洲原住民血統之間的比例。掌握這些訊息後，你就可以利用它來幫助自己解開祖先的信念。

另外一個可以幫助我們更深入了解歷史層面的方法是採用**水晶佈陣**，這能幫助揭露這些不同模式的起源。你不必記得自己是從何處或如何開始意識到該模式來自你的祖先。接著你可以問：「這信念現在對我有用嗎？」你可能會發現並沒有用。

祖先的偏見

在這地球上，對我們沒有幫助的其中一件事就是偏見，但我們卻有可能帶著百年，甚至千年前那些不再適用於現代生活的祖先偏見生活著。然而，這些偏見常常被深埋在無意識之內的基因層面。在開始挖掘時，你會看到過去、現在和未來是如何相互聯繫的。所有我們必需學習的是同情心、善良和溝通的能力；這些都是對現在和未來的地球有幫助的東西。

θ

要找出祖先的偏見，首先你必須要問：「如果你沒有偏見，會發生什麼事？」

個案可能會反應如下：「那些人就會接手來控制我。」

作爲回應，你可能會說「這是你的感覺還是來自其他東西？」接著能量測試以下信念：

「我對這個種族充滿偏見。」

「我很害怕自己被這個種族接手控制。」

「我很害怕這個種族會毀了我。」

如果對這些或類似信念的能量測試結果爲是，那它們很可能來自過去並且可以被改變。

雙眼：遺傳信念之窗

許多眼睛方面的問題也可能是你無意識地攜帶著的古老**遺傳信念**。眼睛爲靈魂之窗，如果你開始清除相關的信念，那麼你的視力也能得到改善。

以下是一些可能與眼睛有關的信念。閉上雙眼大聲地對這些信念進行能量測試：

「我只以自己想要的方式看待事情。」

「人們欺騙我。」

θ

「我感到毫無希望。」

「我感到不被愛。」

「沒有人眞正知道我是誰。」

「沒有人能眞正看見我。」

「我是隱形的。」

「我是自己過去的錯誤。」

「復仇吞噬了我。」

「我對未來感到害怕。」

「我對現在感到害怕。」

「我尊重且看得見他人的空間。」

「他人尊重且看得見我。」

「我感覺被周遭的人侵犯了。」

如果對這些信念的能量測試回應爲「是」，那你可能需要信念挖掘工作。無論你是自己執行還是與療癒師一起，試問以下問題來了解問題是從何時及如何開始的：

θ

- 這個信念是從何時開始的？
- 是在最近開始的嗎？
- 是始於你的童年嗎？
- 是始於你自身的經歷，還是它本身就是個事實？

如果這是屬於與該人有關的事實，那可能是遺傳的，他們的祖先可能不得不與許多狡詐的人打交道。舉例來說，如果某人有著「人們欺騙我」的信念，那麼你應該問：「你什麼時候第一次相信別人欺騙了你？」

答案可能爲「我感覺自己是在八歲時被騙了。」

當個案知道自己在還是個孩子時被欺騙，他們就明白自己爲什麼不信任任何人。他們理解了自己不斷將欺騙自己的人帶到身邊，是因爲這是他們所學到的。下一步是教他們被尊重是什麼感覺。

當個案說「人們總是欺騙我，他們就是會這麼做」，那你就知道這是個古老的遺傳信念。某些個案的祖先並不知道完全受到尊重是什麼樣的感覺。也許他們確實正在被欺騙，但是如果他們相信所有人都在欺騙他們，那麼他們所吸引的就都是這種人。

> 地球上充滿各式各樣很棒的人，
> 但是如果你相信人們都會欺騙你，
> 那些人會像磁鐵一樣來到你身邊。

然後你可以問「爲了往前進，釋放這個信念是否是必要的？」接著測試以下信念：

「我可以在人們欺騙我之前看透他們。」

「我可以避開欺騙我的人們。」

如果對這些信念的能量測試反應爲「是」，那麼個案正在學著避開狡詐的人。若測試反應爲「否」，透過正確的下載來重新教導個案的細胞，以從本療癒繼續往前邁進。

如我在第1章所述（參閱〈感覺工作〉篇），下載是透過造物主傳遞感覺的一種方式，且能教會身體和大腦不同的思維和行爲方式，以及輔助信念工作。下載大量的感覺然後對生活感到舒心是有可能的，但你要永遠明白你爲何創造你如今的實相。

信念工作療癒1：過去、現在及未來

當我們開始進行第一次信念工作時，我們可以針對個案想要處理的行爲、想法或某些概念做**能量測試**。

你的第一個問題應爲「你想要處理的是什麼？」

個案可能會回答「我想處理爲什麼我賺不到錢的問題。」

這時候你可以透過詢問是誰？是什麼？哪裡？爲什麼？如何？這些問題來與個案腦中的運算機制做連結，如下例所示：

維安娜：「你爲什麼賺不到錢？」

個案：「因爲金錢是邪惡的。」

「金錢是邪惡的」這樣的信念程序通常是在過去創造出來的。每次你與大腦中的潛意識接觸時，你都應該問「爲什麼?」，爲何會如此?是如何發生的?是什麼?是何時?在何地?如此一來你便是向個案展示了如何回到過去，並看一看這些行爲從何而來。

維安娜：「你爲什麼相信金錢是邪惡的呢?」

個案：「因爲只有大學的人有錢，而大學是邪惡的。」

（他指的是有讀大學的人有錢。）

維安娜：「這對你來說是什麼意思?」

個案：「這個嘛，我不夠聰明沒辦法去讀大學，那些讀大學的人比我更有優勢，我很蠢，我很笨。」

維安娜：「OK，這是從哪裡開始的呢？」

（我看著個案回憶自己的過去。）

個案：「這個嘛，從我小時候開始的。我媽媽總是說我很笨。」

維安娜：「OK，你爲什麼覺得自己很笨呢？」

（他回到過去的時光。）

個案：「因爲我是個錯誤，我本來不應該出生的。」

維安娜：「爲什麼你本來不該出生？」

個案：「因爲我是意料之外的孩子，我本來就不該出生的。」

就是這裡，「我本來不應該出生」這個關鍵信念就在這裡，而且這與金錢毫無關聯。當你找到深層的信念，請將其帶到現在。

維安娜：「這是如何影響現在的你？」

個案：「嗯，只要我還是個錯誤，我其實並不需要努力嘗試什麼。我本是個錯誤，所以我沒有需要變得更好的壓力。」

（個案的信念鏈就是在此進入現在。）

維安娜：「如果你改變這點，會發生什麼事？如果我們改變這點而你確實有價值，會發生什麼事？」

個案：「如果我很重要，如果某件事發生了而且改變了我的人生，那我就必須成爲負責任的人，並且爲我的人生做些什麼……但我很害怕失敗。」

（個案在此進入了未來。）

如你所見，信念工作是從過去到現在再到未來。若我們只聚焦於「現在」，個案就不會願意接受改變和成長。

信念工作療癒2：未來

顯化的本質是一種將改變或創造投射到未來的方式。有關於信念工作，你可以讓個案意識到顯化對他們的未來有何意義。

維安娜：「如果你得到了你曾想擁有的全部金錢，你會創造什麼？」

（個案思考著這個問題，並且進入他們思維中的未來。）

個案：「我會創立一個規模大又成功的治療中心。」

（但是隨著個案開始在自己的腦海中創建它，他們開始反思擁有治療中心的真正含義。）

個案：「如果我創立一個治療中心，我將不得不一直待在那裡。我必須一直在那兒。我將永遠得不到自由。我將永遠沒有自己的時間。」

這就是使用了顯化來做未來信念工作，而以上示例說明了我們的意識思維是如何幫助潛意識來理解顯化的成果，以及擁有多種結果的可能性。

> 我們將自己置於那些
> 能夠保護我們安康的
> 情況及環境之中（在某程度上）。
> 實際上，這些情況
> 使我們無法前進到未來。

如果你看一看自己現在的生活現狀，你可以停下來試問：「這個情況是如何在現在對我有用處？」接著你可以提出所有從這個情況中學習到的各種不同事物。若你問「如果情況改變了，會發生什麼事？」那麼你對於改變未來的恐懼就可以變得有自覺並能加以努力。

恐懼可以始於過去，但永遠存在於未來。潛意識會開始朝未來前進，以推測最可能產出的結果。它開啓了它認爲最有可能的事件場景。大腦會接著工作並臆測未來，然後想著：如果這個發生，那會發生這個，而如果這樣，就會導致那樣，以此類推。透過這麼做，你能夠面對恐懼，然後加以克服。

批判的信念

身爲希塔療癒師，我們應該探索所有在日常中感受到及實行的信念系統。如果你發現自己早上起床，因爲孩子沒有依你所想要的方式表現而對他們發脾氣，那麼你可能繼承了批判的基因傾向。不過值得記住的是，批判也是我們的自然生存機制之一，因爲良好的判斷是必要的——能夠幫助我們保持安全並在必要時保持警惕。

事實上，有能力將他人與我們的道德、我們的理想進行比較，還有能夠說出「這不是我所要的」，只不過是我們從祖先那裡學到的眾多令人驚奇的信念之一。但是隨著時間的流逝，對自己和他人的過分批判會發展爲不僅判斷我們不想要什麼的能力，也會成爲最負面又令人沮喪的感覺之一；它比其他任何事都能削減我們的能量，且只會使我們陷入困境。

因此，適當的判斷對我們生活的某些部分是有幫助的——尤其若你的工作是電影影評，那麼或許你會想要保持那種批判；但是若你忙於批判你的父母、家人、手足、朋友或其他諸如此類，你便是用掉了那些原本能用來療癒、創造你的世界及你的現實之極大量能量。若你問問你的大腦爲何需要它，你的大腦可能會傳達以下訊息「如果我不改變，我就不必失敗，我就不必嘗試，我就不必實現任何事情，我可以只停滯不前地待在這裡。」

使我們困在原地的根本信念之一就是對自己和他人的負面批判。

事實上有些人會散發一種信號，像是「如果我做的不對，大家都會發現」這樣的思想框架，以讓他人來批判。改變這種行爲不是會更好嗎？

使用以下問題來挖掘關鍵信念：

- 從何時開始？
- 它如何幫助你？

- 除了使你停滯不前之外，它為你做了什麼？
- 它使你停滯不前，是為了讓你能夠休息嗎？
- 它使你停滯不前，是為了讓你好幾天都不用努力嗎？
- 它是否讓你感覺良好？

身為希塔療癒師，我們有辦法進入並看見其他人的生活。如果你可以直觀地了解他人的生活，那麼你就學會了如何在當下不去評判他人的方式生活了。當你看見他們的內心，而不先入為主或評判他們時，你可以看到他們眞實的用意。如果我們能看到眞心的用意，我們能夠完整地將其轉移至自己的內心。若我們能完整地將其轉移，會發生什麼事呢？（這是用未來的思維來問問題。）

這個嘛，若我們完整地轉移了，我們會改變非常多，多到甚至不想再待在這個星球上了：我們會進化，我們會變成更高等的生命形態，而且或許會想帶上我們的家人一起。我們會成爲一個精神本質——一種更高度的精神氛圍——然後離這個世界而去。或許你現在就能看得到，甚至像是批判這樣渺小的行爲也能夠穩固我們的形態，進而穩固我們在這個星球的存在。

八卦、渲染及挑撥

八卦、渲染和挑撥都是對他人的無情論斷和批判的行爲，且可能會阻礙我們進化。我一直以爲八卦是在事實上加上一點點扭曲，但這實際上被稱爲「渲染」。渲染是指某人根據自己的利益學會了扭曲眞相，且可能使他人分裂——只說出部分的眞相，使兩個或兩個以上的人互相反對以從中受益。一般八卦是指若本人聽到了，可能會傷害到該人情感的事，而惡意八卦則是虛構卑劣又刻薄的謊言。

這些行爲——渲染、挑撥及八卦——會佔據思想並且表示缺乏責任心，無能在生活中成就及無成就。你的生活如何？你是否停滯不前？是否在你生活中的所有事情都卡住了？你是否無法顯化比你所需還多的金錢？你的思想是如何爲你效力？

請記住你的思想永遠都爲你效力。它永遠在試著幫助你。在希塔療癒，我們不止教你爲何你自己這麼做，而也是在你領悟到自己的思想並非惡毒時，對自己有慈悲心；這並非要破壞你，而是要幫助你。

若八卦與/或批判使你停滯不前，使用以下下載：

「我知道如何不去八卦他人的生活。」

「我知道如何不去惡意八卦他人的生活。」

θ

「我知道如何不去製造渲染，過自己的生活。」

「我知道如何不去渲染他人，過自己的生活。」

「我知道如何對他人有耐心。」

「我知道如何看見他人的眞相且不挑撥別人。」

「我知道如何接受他人，而不用跟他們一樣。」

「我知道不去批判自己的生活是什麼感覺。」

「我知道不一直批判別人的生活是什麼感覺。」

「我知道如何生活而不會停滯不前。」

「我知道如何看見他人的眞相。」

「當我陷入舊的批判模式時，我知道該如何制止自己。」

感知未來

如果你不清楚自己爲什麼會有該信念，那可能是遺傳的。你可以試問「爲何我的祖先相信這個？」你可能就會得到解答。接著你可以說「我受夠它了嗎？我的生活需要這個嗎？如果這些不在我的生活裡，會發生什麼事？」

到了這階段，你已能夠從事不同層面的信念工作。而許多希塔療癒師找到了來自過去的深層或關鍵**歷史信念**，但從未前進至：

- 如果我已改變了這個，可能發生什麼事？
- 這對我有什麼幫助？
- 如果我去改變這個，會發生什麼事？

如果你問這些問題，你將對未來會發生的事情有更好的理解。

信念轉移

我們不一定總要透過信念工作來改變信念，因爲通常當我們意識到自己有個習慣，我們的大腦就能夠加以調整。大腦就像感知電腦一樣工作著，並且在察覺必要時會去改變習慣模式——而且總是如此運作著。舉例來說，反覆有虐待關係的人可能會意識到自己一直在重複相同的模式，然後找到了一個眞正愛他們的伴侶，因爲他們已經學到了有關虐待的教訓。

但是在信念工作中，我們能夠上去希塔腦波來更快速地轉移信念、定位信念以及迅速有效地做改變。轉移一個信念意味著我們以某種方式發掘那已不再需要的習慣，但不一定是將其釋放及替換——因爲它有可能是來自過去的學習經驗，具有一定的核心價值。在希塔療癒中，人們犯下的最大錯誤之一就是在了解信念是如何幫助及對自己有利之前，就先行釋放了信念。

一個很好的例子就是「我對貧窮宣誓」這個信念。許多人受到啓發並要求消除所有對貧窮的誓言。但是，以這種方式更改過去所有的誓言可能會轉移一切（在歷史上往前和後退）。這意味著，如果在我們過去的歷史中也有人在學習這一課，那麼信念就會回來。如果你對「我有一項對貧窮的誓言」這個信念程序的能量測試結果爲是，那麼解答就是上去並做出指令「這項誓言已經完成了」，然後你就能夠繼續往前了。這會轉移信念而非釋放信念。

θ

信念轉移是你終於有能力去了解自己的過去、現在及未來；明白信念的來源還有它是如何幫助你了解自己。所有發生在你生命中的事情都是有其意義的。

> 萬事萬物皆有其意義。
> 你所做過的一切，經歷過的一切，
> 造就了現在的你。

使用以下下載可幫助你向前邁進：

「我知道不被過去所困的生活是什麼感覺。」

「我知道擁抱自己的過去、現在及未來並往前進是什麼感覺。」

「我知道如何去理解我的過去、現在及未來，以創造更好的實像。」

「我知道『對自己的祖先而言很重要』是什麼感覺。」

4
挖掘的原則

在本章節中，我們將介紹挖掘關鍵或底層信念的原理。

1. 下載信念

挖掘關鍵或底層信念是有些捷徑的，但是許多療癒師在信念工作療癒中逃避挖掘工作，而只有執行信念下載。下載感覺是在信念工作中用來介紹任何所需感覺的一種療癒藝術。但是下載只是信念工作的一部分，且並非每次都能去釋放關鍵信念。

在你傾聽個案的陳述時，他們當然有可能隱射下載的需求。當個案說「我不知道那是什麼」或是「我不知道那是什麼感覺」都是不錯的暗示。下載感覺可以幫助刺穿潛意識在關鍵信念周圍所建立的泡沫或盾牌，就如介紹中所述——但有可能並非將其釋放。下載感覺很有幫助，不過挖掘信念對於整體療癒是更加有效的。

如先前在書中所述，下載信念有用是因爲若潛意識認爲該信念有其存在的目的，那麼就不會輕易放開它。有時候下載一種感覺來幫助釋放信念是很好的選擇，爲了將其帶入意識思維加以釋放，你仍然必須找到關鍵信念（與其目的），才能確認它已被改變。

> 請記住，每個負面信念都與一個正面信念相關聯，因此也需要進行更改。

2. 語言

有些核心信念可能是用與我們現今不同的語言所創建的。因此，請以我們曾經說過的每種語言做出指令或請求轉換信念或下載感覺，請以個案的母語以及其每個祖先曾說過的語言來執行。每種語言只需要一個宇宙通用指令。

指令示範：「請求造物主以他們曾經說過的每種語言來爲個案進行下載。」

這意味著下載的能量將進入個案的能量空間。

3. 多重人格信念工作

當與多重人格、解離性障礙或是失調者合作時，絕不下指令讓所有人格集合成一人。在信念工作時，請單純將信念下載至所有人格中即可。

4. 不與無法

許多心理學家認爲潛意識並不理解「不要」「不是」「無法」這種詞彙。所以，爲了得到一個準確的回應，請避免在信念工作過程中使用這些輔助詞，並且請個案在陳述中省去這些詞。舉例來說，個案不應該使用像是「我不愛自己」或「我無法愛自己」這樣的說法。

要適當地測試信念程序，個案的陳述應該爲「我愛自己，否」或是「我愛自己」。然後你可以透過對該信念程序的反應爲「是」或「否」來做能量測試。若個案需要改變該信念程序，你可以將「我愛自己，否」改爲「我愛自己」。

雖然很多心理學家認爲潛意識並不理解這些詞彙，但我想很多人潛意識裡確實是了解其中區別的。不過，還是有些人並不了解，所以在一開始做信念工作時避免使用這些詞彙是有其道理的。

5. 透過關鍵問題來開始挖掘

使用以下關鍵詞問問題來開始挖掘：

θ

- 是誰？
- 是什麼？
- 哪裡？
- 如何？
- 何時？

這些是個案在挖掘工作中使用的問題關鍵字。「是從何時開始？」「它是如何幫助你？」「當時是誰與你一起？」這不僅可以幫助你尋找負面信念，還可以顯示它們是如何作用於個案身上。

6. 終極眞相：無法改變的信念

有一些無法被改變的信念被稱爲**終極眞相**。舉例如下：

- 療癒師無法下載信念讓某人去相信明日的太陽不會升起，或是地球會停止轉動。
- 療癒師無法利用程式編程讓某人成爲一隻狗。
- 療癒師無法改變他人的行動自由或**自由意志**。
- 療癒師無法利用編程讓他人去愛一個他並不愛的人。

例如，我的其中一名學員相信自己是聖女貞德，而我發現這在信念工作練習裡

θ

的分組配對過程中造成了一些考驗。

我問他們：「發生什麼事了？」

扮演療癒師的學員告訴我「我們正在處理她爲什麼總是得受苦。她相信自己是聖女貞德。無論我怎麼做，我都無法改變這項信念。」

療癒師無法改變這種信念，是因爲它在某種程度上是眞相。該學員可能與聖女貞德有血緣關係或者與她有某種聯繫。與其將「我是聖女貞德」這項信念拔除，療癒師必須改變圍繞在「聖女貞德」周圍、且對她無益的相關信念程序，像是「我必須以死服侍神」或是其他類似的信念程序。

若她因爲相信「我是聖女貞德」而必須要受苦，那麼負面觀點可以被轉移掉，而不用浪費時間在處理她相信爲眞相的事情上。只需要下載信念然後她便能繼續過她的日子。

同理，若某人對「我的配偶對我不忠」這項能量測試反應爲是，那可能是源於缺乏信任並且需要處理一下他們的信念。不忠可能意味著他們在某方面不誠實，但是並不一定表示他們與別人有染。他們的直覺告訴他們事情不對勁，但是事實都是需要驗證的。但也有可能他們的直覺是正確的，他們的配偶的確對他們不忠。

若在信念工作之後，個案仍然對同一個問題測試爲是（且他們的配偶確實不忠），那麼能量測試反應永遠會爲是。

最後，請注意你不該試著拔除或是替換像是「殺不死你的會使你更強壯」這樣的最終眞理，這點是很重要的，因爲這實際上是免疫系統裡有效益的信念系統，且永遠會再自行替換。

個人的真相

有一個更加考驗我的學員對我說「我有一項『我必須證明自己給你看』的信念程序。我改變它但是它又會回來。」他總是試圖將自己的意志強加於別人，我承認我是很害怕讓他教課，而當我自己做能量測試時，果然，我有個信念就是他必須要向我證明他自己有幾兩重。這是將我的眞相投射於他身上，而他也正在接受。於是，我將自己的信念改變成「他必須向造物主證明自己」。我也改變了自己的這種信念，將其關聯至我所有的學員，我領悟到我的工作就僅是教導他們。

7. 並非所有信念都需要改變

並非所有信念都需要被改變。我有學員跟我說「維安娜，我想拔除我的固執己見」。對於這種案例，我總是建議不要去改變這種特質，因爲那也可能是他們最好的特點之一。爲什麼呢？因爲固執造就了現在的他們；在過去他們必須要頑固才能夠到達他們現在的位置。

出於同樣的原因，你不能拔除感到生氣或感到害怕的信念。當大腦在危險時刻發出警告信號時，憤怒具有正向的一面。每個人都會時不時地生氣或害怕，因爲這都是人類的生存反射行爲。然而，釋放對憤怒的困擾或是對我們自身無用處的特定恐懼症是有可能的。

再舉個例子，我有一個朋友，她有強迫症並且想要被療癒。但是，這種精確嚴謹的特質使她在文書處理方面表現優異，於是我建議她需要保留一部分的信念，並將其修改來爲她效力。

身爲摩羯座，我最大的特點之一就是專橫：我期望事情在前一天完成，且如果需要的話我會親自處理，這也讓我成爲一個很好的老闆。我可以看見那些待完成的工作並且可以同時處理多項任務。我嫁給了一個專橫的牡羊座男人，他和我一樣總是認爲自己是對的，而我們是很棒的搭擋。我也有平時控制得很好的壞脾氣，但神奇的是我的丈夫蓋伊總是能找到它，我想他很喜歡。我並不想改變壞脾氣，我只想掌控它並將其保留至危急時刻，因此我將其視爲一個我不想改變的特質。我想要在溫柔可人的同時也知道在何時不應該溫柔。

> 你認爲自己最壞的特質，可以稍微修改變成最好的而非僅是改變單一信念。

8. 口頭允許下載

有時療癒師會說有人未經他們的允許就試圖下載感覺。但是這麼做有違自由意志法則；學員僅是像靈媒一樣感受到他人的負面思想。請記得負面思想是無法影響我們的，除非我們給予他人許可或是接受了該思想框架。我也相信因果輪迴存在於某些情況之中，惡待他人是會輪轉回到自身的，但是他人無法在未經許可之下對你做出下載或詛咒。

例如，我曾有個在國外工作的老師說，若她的學員去找其他老師，她就會詛咒他們。想當然，她這麼做是爲了將恐懼置入學員體內，進而保護自己的事業。一旦她的學員們領悟到她是無法詛咒他們的，大夥兒便離開了她（但是少量的恐懼仍留存）。我糾正她了沒？我當然糾正了。她停止這個行爲了嗎？停止了。但是傷害已經造成。舊學員告訴新學員她的所作所爲而這股能量持續不斷。實在很可惜，因爲她是一個很好的療癒師。現在，或許有些人能夠詛咒他人，但是當你將這些傳送到光明之中，那它永遠傷害不了你。

※重要提醒※

請永遠記住，接受信念工作的人必須給你完整的口頭許可才能移除和替換信念程序。我們有自由意志來保留我們所選擇的任何信念編程。未經我們的口頭許可，他人無法更改這些編程。那是行不通的。

9. 下載至物體

正如下載感覺與信念至你的潛意識之中，你也可以下載豐盛的特質至你家裡及辦公室的物體之中，使其帶著正面的氛圍圍繞在於你所處的環境。你可以下載富有正面積極的特質到任何無生命物體，用來改善你的生活，不過，只有當你擁有那些信念程序或感覺的接收器時，你才會受到該物體的影響。舉例來說，若我下載「舒適」這項特性至我的沙發，坐在上面的人要知道什麼是舒適才能夠體驗到舒適的沙發。

也有一些無生命體不接受下載，例如玉石，所以你一定要先詢問該物體是否可以做下載——因爲一切存在都具有自由意志。有時某些物體會拒絕下載，但是99%都會接受，因爲它們的天性就是會積累能量。

> 你不能以負面的方法下載至食物或物體上來影響人們，因爲物體或人們會拒絕。任何物體只能下載來增強其原有的特性，而非不存在的負面信念編程。

10. OK繃信念工作

許多療癒師在療癒中或對自己使用我稱之爲的「OK繃信念工作」，就是在他們使用下載而非挖掘關鍵信念的時候，如下面的例子所示。

我可能會在開車路上想著「我眞是太愚蠢了，我忘了做那件事」，我意識到我說自己愚蠢並且知道這是我需要加以改變的事情——也就是可能會阻礙我成爲理想的自己的事情。這需要一些信念工作才能找出它的起點，但是我在那當下沒有時間，於是我下載「我很聰明，機靈，而且我做得很好。」

這些下載不需要很長時間，還能以某種方式幫助到我。但是事實上，爲了完全地清空那信念，我需要找出負面信念編程從哪裡來、如何對我有用/無用，以及它在過去是如何在我身上起作用的。因此，那些你沒有時間完成信念工作的時候，就是所謂的「OK繃信念工作」。一旦你有時間了，請在你的生活中分配一些空間來深入挖掘並清除任何自我限制的信念。

11. 負面信念編程

潛意識並不知道負面與正面信念編程（或下載）的差別，所以我們不能只命令所有負面信念編程立即消失。請隨時記得，在負面或正面編程（或下載）之間做決定的是你的意識思維。

12. 下載負面信念編程

潛意識也很聰明，它在99%的情況下都不會接受負面下載，也從不接受任何一個。潛意識通常無法得知下載正/負面信念之間的區別，因此下載它們並非一個好主意。如果潛意識思維接受了已下載的負面感受，那它會進一步如實地創造。在負面或正面信念編程（或下載）之間做決定的是你的意識思維。

甚至有些程序——也就是我們起初認爲可能是正面的——也會產生奇怪的效果。舉例來說，下載「我知道如何一無所有地生活」這項信念編程，而你實際上所想要的其實是豐盛。若下載「我從一切萬有造物主那裡知道了抑鬱的觀點」這項感覺及理解也是如此，因爲這正是你會從中得到的——絕對純淨的抑鬱本質。就算你接著說「我知道沒有抑鬱的生活是什麼感覺」或「我知道如何避免抑鬱」，潛意識無論如何都可能會嘗試製造抑鬱。你的潛意識在99%的情況裡拒絕這些奇怪的下載，但它仍然令人感到困惑及沒有其必要性。

對於造物主，我們有自由意志去體驗我們選擇的生活，並且得到我們所想要的。這就是爲什麼我們應該避免以下載負面情緒來創造正面積極的成果，而是應該使用正向的感覺才對。舉例來說，更加優秀正確的下載可爲「我知道如何過沒有抑鬱的生活」或「我知道沒有抑鬱的生活是什麼感覺」。請避免去下載「我知道抑鬱是什麼」或「我知道虐待是什麼」這類的信念程序。

潛意識堅信著一項負面的關鍵信念總是有一個正向的原因。這是因爲潛意識無法將負面或正面的信念分門別類——以及爲什麼我們不能下指令同時拔除所有的信念。負面的信念在某種程度上是有其目的的，並且總是出於正面的原因而留存。所以取而代之的，你應該問「他們從這種信念中得到了什麼？」

例如，個案可能會說「我做什麼都會失敗。」

關於這個你應該回應「你從這個信念中學了什麼、達成了什麼或得到了什麼？」

個案可能會回覆「只要我相信自己會失敗，我就不用去嘗試，我可以很安全地待在自己原本的位置。」

13. 正向下載負面成果

有些下載可能被認為是正向的，但產生了奇怪的影響而導致壓力。其中一個例子就是「我知道如何處理衝突」。對宇宙而言，這意味著你必須學會如何處理衝突。這項下載很可能會給你帶來許多衝突，畢竟這正是你要求學習的內容。

當我還是個小女孩的時候，我總是避免對峙，因為我害怕傷害別人的感受，而這也是為什麼我當時不懂得如何說「不」。但是當我自己下載了「我知道如何處理對峙」時，我發現自己的對峙情況比從前任何時候都還要多。下載此信念程序的正確方式為「我知道在何時及如何輕鬆地處理對峙」。現在我知道了這一點，我會在衝突前期進行處理並且知道何時說「不」，這幫我省了許多時間。

另一個例子為下載耐心。你是否會帶來那些需要你發揮耐心才能學習的情況呢？

但是如果你下載「已擁有耐心」那麼就不會有那麼多奇怪的情況來教你如何得到它。換句話說，若你下載了在擁有之前必須要經練習的能力，請以正確的方式和正確的能量來下載它們，如此你就能以更積極正向的方式做練習了。舉例來說，正確的方式可爲「我知道如何、何時，並且現在保持耐心是可能的」（這會排除壓力）。

再舉一個例子，我曾有一次經歷了純粹的喜悅和幸福長達七天，完全無憤怒、抑鬱、批判或煩擾——就只有完美的喜悅。直到第七天我才懷疑自己是不是哪裡有問題，然後它就停止了；喜悅消失了。爲了找出喜悅消失的原因，我與造物主進行了自己的信念挖掘工作並將「不斷地保持喜悅，是可以的。」下載到自身。

當你獲得美德時，你會發現自己的能力也一併增長。你的靈魂實際上受到了啓發去學習善良、喜悅和耐心。但是當你下載這些感覺的時候，請利用文字的力量「我已知道如何有耐心、善良」等等。在下載這些美德之後，依然需要加以練習來教大腦（思想）如何自發性地使用它們。

14. 強加的信念

不是每個拜訪療癒師的人都想做挖掘，但他們很可能是需要的。在做解讀時，你會看到個案是否有信念問題，但是避免將你自己的信念強加於他們身上，這點也很重要。

使用正確的能量測試程序，並確保個案大聲複誦陳述就能夠防止這種情況發生（參閱第二章〈大聲地表達信念程序〉篇）。這是因爲我們只有在大聲說出信念編程的語句時才能正確地進行能量測試。想著信念來執行能量測試且不口頭表達該信念的話是行不通的，如下例所示：

我的一個學生非常沮喪，因爲她「據稱」發現了自己的父親在她小時候猥褻了她。

維安娜：「你是如何發現這件事發生的？」

學生：「我爲此做了能量測試。」

維安娜：「你確實大聲地說出『我父親在小時候猥褻我』這句話了嗎？」

學生：「沒有，療癒師替我『想』了這信念編程，然後說我的能量測試反應爲是。」

維安娜：「讓我來爲這項編程做能量測試。請說『我父親猥褻我』並在訴說時閉上雙眼。」

她對此信念編程的能量測試結果爲「否」，於是我帶她進水晶佈陣（進入出神狀態到達她的童年）。她並沒有任何來自過去的問題，且可以像往常一樣繼續愛她的父親。

15. 當個案說「我不知道」

當某人在課堂中說「我不知道」時，這陳述可能有許多不同的意思。有些個案會兜圈子，對每個問題都說「我不知道」。這可能表示：

- 他們真的不知道自己的感受。
- 他們正在迴避敏感話題，或者他們的潛意識正在保護關鍵信念。
- 他們真的不知道信念從何而來。

若某人在挖掘過程中說「我不知道」，請試問「那如果你確實知道的話？」，這個問題會刺激個案的反應，且可能會引導至他的關鍵信念。

如果這不起作用，你可以嘗試下載個案可能不知道的感覺，像是「我知道安全是什麼感覺」或「我知道被愛是什麼感覺」這可引導你到關鍵信念。

16. 當個案無法被療癒？

我們與醫療業者合作以實踐療癒，但有時人們堅守著疾病或信念，是因爲他們認爲療癒是不可能的或出於其他原因。例如，我曾經有一個學生在學習了希塔療癒之後做了三個成功的治療，前三個案例都奏效，最後一個卻沒有，因此個案說「我受夠希塔療癒了，這沒有用。」然而，以下這些原因也有可能會阻擋個案療癒：

- 療癒師不友善或不表示關心。
- 療癒師害怕該疾病。
- 療癒師的小我。

θ

• 療癒師投射自身的信念而非他人的。

• 療癒師在他人未立即治癒時感到受傷。

• 療癒師迷戀且執著於療程的成果。

“

對我而言，如果十人中有一人療癒了那就是值得。

如果你改變某人的信念並讓他們知道神愛他們，

那麼這就是一種療癒。

如果有人無法療癒，

那麼理清你的思緒並問造物主爲什麼療癒沒作用。

”

當個案說「我有（例如，此疾病）而且沒有任何方法或任何人能夠解決」時，我便立刻知道療癒是否會奏效。另一種陳述為「要好轉的唯一方法就是做手術」，那麼我會為他們手術順利做療癒。我可以訓練他人深入到希塔狀態而他們可以成為最好的療癒者，但如果個案不想變得更好，那麼任何人都無能為力。不過，身為一個療癒者，若我們隨時與造物主保持連結，那麼我相信當個案接受這個方法時，90%的療癒就會起作用。

我另外也發現與悉瓦南達（Sivananda Ashram）的個案合作很有幫助，因為他們深信自己能夠變得更好。在這些案例中，由於他們相信療癒，我發現自己並不需要做信念挖掘工作；我只做了療癒然後他們就變好了。我們還必須接受凡人皆有一死這項不可改變的事實，作為療癒者，我們可以幫助他們在死亡時走向光明。

17. 了解過程

成爲一個有效的信念工作療癒師意味著讓個案意識到自身的問題。即使你沒有在療癒中找到關鍵信念，個案的潛意識很有可能會意識到有些事情需要改變（只要它不將這種變化視爲一種威脅）。

18. 避免麻煩

避免在個案的麻煩上有情緒糾結。過程中出現的每一種情緒都是與個案有關，而不是你。無論個案做什麼或說什麼，你都必須保持中立才能幫助他們。要有這種清晰度，我們可以透過解決自身的問題來達到實踐，雖然我懂這有時候很困難。當我變得與個案有情緒上的糾葛時，我會去向造物主請求愛和慈悲之心的感覺，因爲這與情緒糾葛是不同的。

有時候會有個案前來做解讀，結果只是變得很情緒化，甚至可能最後會對著你叫囂收場。這種經驗會很快讓你失去原有的平衡，但十之八九都是與你無關的。在這些案例中，請小心避免在個案面前情緒崩潰，因爲那只會阻礙你見證療癒。另外，在你與他們成爲親近的朋友之前，問問造物主是否可以安全地與之成爲親密朋友。

> 療癒者面臨的挑戰是保持正向積極、健康的空間，且通常是在最不利的條件之下。要想照顧好他人，首先要照顧好自己。

甚至在不知道的情況下，你對待個案的方式，跟他投射的負面潛意識一樣。在思想與行爲上，言語與行爲上，我們都必須直覺地善待他人。爲了做到這一點，重要的是要直觀地了解自己的感受、編程和信念，以及區別其他人的這些要素。

19. 改變能量

有件重要的事情請務必記住，如果你不喜歡你的個案，那麼他們可能無法變得更好。當這種情況發生了，答案是花點時間研究你自己的信念，因爲它們與某些個案有關。

我曾經有一個個案對我的辦公室職員不友善（也是我的孩子）。因此，當我與這位特定個案交談時，我對她對待我女兒的方式感到很不滿。我對於她缺乏進展這一點感到沮喪，我便詢問：「造物主，她爲什麼沒有好轉？」

造物主說：「維安娜，妳必須要喜歡她。」所以我處理了我的信念，下一次她打電話到辦公室時，她對每個人都很友善。毫無疑問地，在某程度上她能感覺到我的感受，而當我改變自己對這種情況的想法時，她也同樣能做到。

20. 雙重信念

在挖掘過程中，當你找到關鍵信念時，雙重信念通常會變得更清晰。舉例來說，我有「我很有錢」和「我很窮」這樣的雙重信念。按照常理會說去檢查相反的信念，畢竟我的存款帳戶也同樣是起起伏伏的，於是我上去向造物主詢問原因。

維安娜：「爲什麼我擁有的錢只足夠度過這一、兩個月呢？」

造物主：「你擔心的是什麼呢？你每個月都足夠啊。」

維安娜：「怎麼說？」

造物主：「金錢啓發你實行療癒。只要你還需要賺錢，你就每天都會去工作。」

你需要去支付帳單，而這啓發你成爲一名療癒者。」

（造物主沒有告訴我這是由於有雙重信念，因爲重要的是關鍵或最底層的信念。）

維安娜：「噢不，造物主，如果我很有錢我還是會天天去工作！」

造物主：「眞的嗎？上週三你身體不舒服，但你還是去上班並且療癒了一個小女孩。不過如果你有很多備用金錢，你大概就會待在床上休息吧，所以或許你應該學習成爲一個不以金錢爲啓發的療癒者。」

在這信念工作之後，我重新聚焦於爲了愛與改變財務狀況而執行療癒。但有時信念工作並不能歸結爲具有雙重信念，而是「我爲什麼在生活中創造這個？」這並非表示人們在挖掘過程中沒有雙重信念，而是你應該關注於潛在或關鍵的信念。

有些希塔療癒師在實踐了多年的信念工作之後說，他們已完成了全部的信念工作，已經沒有什麼可做的了。對於這些人我說「好吧，但如果少了更進階的信念工作，你就不會往前進步」，因爲我們的自尊心是我們最大的敵人。

21. 怨恨與不滿

你生命中的每個人都以某種方式爲你而存在著。如果有個人讓你不好過並在你的生活中反抗你，也許是他們受到激發。他們生活中是不是也有某人在製造對抗？詢問他們生活當中的人以及是如何影響他們的。

你也可以通過信念工作來釋放個人的怨恨，但同時也必須釋放任何與其相關的不滿。你可以詢問個案他們是否對某人或某事懷恨在心來做到這一點。

22. 接近關鍵信念

當你（或個案）開始感到有點不舒服和疲倦時，你就知道你很接近關鍵信念了。你的個案可能會說他們不想再繼續工作或乾脆放棄。因爲這是潛意識的最後機會，堅守著其認爲有用的信念編程。通常，當該信念處於我們的歷史層面時，大腦會堅持該信念（參閱第一章〈歷史信念〉的說明）。

有個很好的例子是與乳癌患者一起做信念工作。起初個案很和藹順利，但隨著信念工作的繼續，他們可能會開始變得難相處和出現抵抗。當個案開始出現這種行爲時，你很有可能接近關鍵信念了。憤怒在信念工作中也可能是個案正在好轉的指標。當人們生病時，他們往往會走到不再關心病情好轉以及冷漠的地步。在這種情況下，憤怒可以刺激他們的腎上腺，增強他們的能量，從而促使他們想要活下去。

另一個表示你接近關鍵信念的跡象是個案可能會開始惹毛你。然而，應在工作結束前找到關鍵信念，否則個案可能會經歷療癒危機。請繼續療癒，直到個案感到舒適且舉止平和。

※重要提醒※

請勿使用筆記本來寫下有關個案的筆記。如果你忙著將信念寫下，你就沒有處於當下，也沒有發自內心地工作了。這一點有助於讓個案感到安全，如果你在療癒期間感到困惑或迷失，請向造物主尋求指引。

23. 指出負面信念的下載

某些情況下，在你替個案下載感覺時，信念系統會被釋放而且甚至表示你已接觸到關鍵信念了。例如，假如你下載了「我懂得仁慈和善良是什麼感覺」這項感覺，它可能會帶來「太善良很危險」及「我會被利用並受到傷害」這樣的問題。如果發生這種情況，個案可能會拒絕下載。

在大多數情況下，當你下載一種感覺時，個案會感到極其興奮。但如果有個問題是跟個案的下載有衝突，那麼感覺就會導致他們不去接受它。出於這個原因，當你見證感覺被下載時，最好詢問個案當他們接受新感覺時是什麼感受。

在希塔療癒，我們不僅要隔離那些需要替換的信念，我們還要添加新的信念。當我們分隔信念並了解它是如何被現在的我們所用，那麼我們就可以去展望未來，看看這是否是我們需要的東西，是否是我們可以改變的，以及如何改變它。

> 信念工作永遠都是過去、現在、未來；
> 它始終致力於我們爲何如此、
> 我們是什麼以及如何了解自己。

24. 細胞之間的對話

我們知道身體中的細胞相互聯繫交流著，用一種無法明確定義又費解的語言。因此，細胞也有可能透過投射出的思想與另一個人體內的細胞進行交流。這種傳輸的運作方式與我們透過一切萬有能量相互聯繫的方式相同。這樣一來，經由身體接觸，就可以投射出純粹思想的精髓，以用來傳達細胞訊息——像是如何視覺化、傳送意識或創造療癒——前提是身體不認爲該訊息是一種威脅（若個案經歷過性虐待或身體虐待，通常就是這種情況，因爲觸摸必須是經雙方同意的）。

在進行細胞交流時，重要的是你要處於希塔狀態。當你以希塔思維觸摸個案的手時，我相信細胞知識的精髓會立即作爲訊息轉移到他們的細胞知識中。這訊息會自動將個案置於與你的希塔腦波之中，從而處於有利於接受療癒的狀態。

不過值得注意的是，大腦一般至少需要一個**睡眠週期**才能理解來自細胞的所有訊息。還有，細胞療癒並不能取代信念工作、感覺工作或挖掘，因爲個案必須有意識地自覺到自己接受的感覺和編程。

25. 自我信念挖掘工作之術

爲自己做信念工作和挖掘需要一點規則，但以下兩種方法都可以有效地揭露信念。

練習7

信念工作方法1

使用這個方法意味著你可以同時既是療癒師又是個案，輕鬆地為自己尋找關鍵信念。想像一下坐在自己面前，在連接時與自己交談、與造物主交談並為信念編程進行能量測試。自己工作時，就像是在療癒中一樣。

與療癒師進行時，每項信念編程你都必須大聲說出口。你可以透過直接向造物主詢問：

- 這是何時開始的？告訴我這是什麼時候開始的。
- 發生這件事時我幾歲？

θ

- 它會再更深入嗎？
- 這對我有什麼幫助？我從中學到了什麼？
- 為什麼我要創造這個？
- 對我有什麼幫助？
- 我從中學到了什麼美德？
- 造物主，我要用什麼來代替它？

提出這些問題並接收你需要的答案。

在任何信念工作之中，你始終是與造物主聯繫的，因爲這是你作爲療癒者可以發展的最有價值的事情之一。你要一直問造物主信念將帶你走向何處。請理解你是可以上去問造物主自己是否有某項信念編程的，而且你應得到回應爲「是」或「否」。例如，如果你問造物主爲什麼你總是生病，你可能會得到的回應爲「因爲當你生病時，你不必擔心所有在你世界中的事情。你不必那麼擔心你的生意、你的孩子。你可以專注於自己，而你正是利用它來避免壓力。」

練習8

信念工作方法2

在這個方法中，請面向北方站立。當你說「是」時，你的身體應該向前傾斜。當你說「否」時，你的身體應該向後傾斜，表示否定。如果你的身體完全不傾斜，你很可能是脫水了，所以請確保你補充足夠水分，然後再試一次（另請參閱第2章了解正確的能量測試方法和流程）。

我發現這種方法比透過拇指和手指緊緊握在一起來測試「是」或「否」的自我能量測試更有效。這也是個有用方法去測試你不想面對的信念編程。

讓造物主指引你

透過與自己約定來創造安靜的時段去處理自己。我們有避免對自己做挖掘工作的傾向，因爲潛意識試著接管我們並說「去做晚餐」或「我得去工作」。這就是潛意識逃避信念工作的方式，因爲它相信那可以保護你的安全。如果你傾向於「感覺」而非「看見」事物，那麼感覺答案與看見答案是一樣美好的。我一直說我可以訓練人們去看，但是可以感覺是種天賦。

我經常被問到的問題是，我要如何分辨自己的思想和造物主之間的區別？

當你上去連接造物主並提出問題時，你會立即得到答案。如果答案來自你的腦海，你會被告知類似「時間不早了，我該去做晚飯了」這樣的話。這並非造物主在和你說話；這是你在試圖逃避信念工作。造物主是完美的愛和智慧。

舉例來說，如果你相信愛是痛苦，你就會逃避愛。若你試著處理它，那可能會在自我信念過程中有些內在掙扎。然後你將必須要去請求造物主向你展示信念的起點。接著你可以下載什麼是真正的愛——它是安全的——又或是去改變「你必須讓你愛的人傷害自己」的這種信念。

θ

「有意識地自覺到你的信念是非常重要的。」

對自己進行信念工作（我稱之爲自我信念工作）需要自律，即使對我來說也是如此，但我喜歡上去向造物主尋求答案。直接與造物主合作也比與療癒師更有優勢，因爲他們可能會將問題與他們認爲的信念相互混淆。在這種情況下，你可能會感到被打擾且不願意合作——這也是爲什麼在療癒中，療癒師與造物主建立聯繫是如此重要的原因。另一方面，與經驗豐富、善良的療癒師一起合作，你對該人感到安心也可以防止你試圖向自己隱瞞任何深層的問題。

使用以下下載進行自我療癒：

「我知道地球的歷史、歷史層面、遺傳層面都很重要，我懂得如何處理它們。」

「我知道能夠理解自己行爲舉止的原因是什麼感覺。」

「我懂得如何理解自己以及處理自己。」

「我知道如何與造物主連結並詢問爲什麼我有該信念，它是何時開始，要如何轉移，我該做些什麼來改變它，我需要哪些下載，以及我需要些什麼來以最理想最好的方式轉移信念。」

26. 過度矯正

在挖掘你的深層或關鍵信念時，你可能會遇到所謂的「過度矯正」。當你開始釋放深層次的信念編程並下載新感覺時，有可能會提起家庭問題。這個釋放與下載的過程可能會給你很大的能量，你甚至會渴望撥打電話給某些人並對他們大吼大叫。在採取任何行動之前，請給自己時間來消化在信念工作期間出現的所有感受。許多信念編程是在很久以前創建的，那些當初導致它們在你體內成形的人現在可能已經不一樣了。他們不再是當時的那個人，也不會明白你為什麼沖著他們吼叫，你也並不會因爲這樣做而免責。

“在你達到平衡之前，
請盡量避免過度糾正
任何與他人之間的狀況或問題。”

5

信念工作中的
五個基本挖掘步驟

作為與個案一起合作的療癒師，挖掘信念有五個根本步驟，而我們將在本章節中做介紹，然後在下一章進入更進階的內容。

1. **建立良好關係**：個案和療癒師之間的信任關係會促進雙方坦白的溝通。

2. **確定議題**：個案想要處理的問題。

3. **使用基本的關鍵字和問題**：開始挖掘個案的關鍵或底層信念，以釋放所有堆積在其之上的其他信念。

4. **改變信念**：與造物主連結並在四個層面上見證信念被更改：核心、遺傳、歷史以及靈魂。

5. **確認改變**：對每個被釋放和替換的信念做能量測試，確認信念已被更改。

讓我們更詳細地說明這五個步驟：

第1步：建立良好關係

首先請問候個案，讓他們感到舒適。建立這種信任關係將鼓勵你們之間坦誠地交流。

傾聽、答理和發問

請傾聽個案所說的話並給予回應，然後接著提問，切勿表現得強勢。

敞開心扉傾聽個案所說的話，並注意每個陳述背後的能量，因爲每項陳述都是底層或關鍵信念的指標。請不要將語句放到個案的嘴裡（替個案陳述），而是要讓他們覺得自己所說的話有其道理和價值，因爲確實是如此的。另外，每個人都是與眾不同的，因此就算人們的信念有相似之處，我們應該要視每一個人爲獨一無二的個體。

進行眼神交流並解讀他們的肢體語言

與個案進行眼神交流並觀察他們的肢體語言是很重要的，因爲當信念工作中的對話接觸到敏感點時，他們的身體反應會將其指標出來。

第2步：確定議題

在信念挖掘工作療癒開始時，詢問個案他們想要實現的目標是什麼?信念有許多途徑可以處理，但請記住療程是有關於個案的：他們的需求以及他們想要處理解決的事物。

詢問個案「你今天想處理什麼？」

如果個案回答了例如「我想處理我與家人之間的問題」，這個議題是個案的「表層信念」以及可能引起關鍵信念的起點（也就是該議題的起因）。這信念很可能代表著個案在生活中想要改變的狀況。

能量測試

執行能量測試以判斷對於這個議題，個案相信屬實的有哪些？（有關正確的能量測試方法和步驟，請參閱第2章。）

保持觀察力並確保個案始終將手指緊緊握在一起，以及下意識地釋放手指來回應他們自己的口頭陳述。請留意別讓個案試圖有意識地打開或闔上他們的手指來操縱程序。

為表層信念設定目標

爲個案設定一個共同目標，例如：「讓我們來探討這個議題並找出問題的根源。」請記住不要在筆記本上做筆記，因爲這可能會讓個案覺得他們哪裡有問題，或是好像他們正在被研究或被分析。

第3步：使用基本的關鍵字和問題

爲了使用挖掘來找到個案的關鍵信念，你應用一種很直覺性的探索方法。請使用以下基本關鍵詞向個案提問，以確定他們的議題和負面信念：

- 何時？
- 什麼？
- 是誰？

- 哪裡？
- 爲什麼？
- 如何？

使用這些關鍵詞來挖掘信念，如下表所示：

關鍵詞	舉例
何時？	第一次發生是何時？
什麼？	你從中學到了什麼？
是誰？	這是誰告訴你的？
哪裡？	從哪裡開始？當時你在哪裡？
為什麼？	你為什麼覺得自己生病了？
如何？	這讓你感覺如何？這如何對你有用處？

使用這些與關鍵詞有關的問題將爲個案打開更深層次的信念編程。接著，取決於個案所提出的議題種類，會有十種不同的挖掘方法或捷徑來確定關鍵信念。我們將在下一章節中更詳細地對此做介紹。

第4步：改變信念

有一些跡象表示你已接觸到了關鍵信念，例如個案會兜圈子、隱瞞或是會不斷循環問答（鬼打牆）。請保持耐心，尋找最底層的信念。此外，個案或許會試圖透過更換話題來分散你的注意力，以及/或變得緊張和情緒化。

個案也可能變得情緒化、行爲緊張、坐立難安、搔頭、手臂交叉、開始流淚以及呼吸變得不穩。個案也可能低頭看自己的腳，而不進行眼神交流。這種肢體語言說明潛意識的一部分試著堅守關鍵信念。

如果個案在信念工作中開始感到不適，詢問他們是否願意下載安全的感覺。

透過造物主改變信念

我常說我擁有世界上最輕鬆的工作。我所要做的就僅是聽造物主的話，並按照吩咐去執行。同樣的，你的挖掘過程（無論是你自己、他人或是個案）都應該從與造物主共同創造的視角來實踐。你的工作只需要去傾聽造物主的話。

在過程中，請確保透過一切萬有造物主從第七界的角度與個案做互動。這意味著挖掘互動來自第七界，而不是第三界。共同創造讓你擺脫自己的框架並進入個案的。切勿讓你自己的判斷影響你在信念挖掘工作中的調查。請記住，挖掘是關於或針對個案的。

> 信念挖掘工作是個案、療癒師和造物主之間的互動。造物主永遠與你同在。

詢問造物主

與個案合作時，請避免將你的信念或感受投射至調查過程中。要做到這一點的最好方法就是與造物主的觀點保持緊密連結。如前面所述，個案有可能會兜圈子、隱瞞或是不斷循環問答。要有耐心和毅力才能找到最深層的信念。

當你需要額外的指引時，請時刻尋求造物主的幫助。請求造物主在你的挖掘療癒中指導你。例如，請求造物主告訴你最底層或關鍵的信念、能量測試什麼信念以及下載什麼感覺。

舉例來說，你可能請求「一切萬有造物主啊，在此請求你告訴我要爲這個人下載的感覺。謝謝你！完成了，完成了，完成了。」

你也可以在信念工作療癒中呼喚造物主：

- 如果你感到不確定，請詢問造物主你該向個案提出哪些問題。
- 當個案提出多項議題時，詢問造物主要首先關注哪一個特定議題。
- 詢問某特定信念是否爲關鍵信念。

• 向造物主詢問關鍵信念。

• 請求一個新的正面信念來代替負面信念。

• 詢問應下載哪個正面的信念至某人來幫助他的狀況。

你也可試問「一切萬有造物主啊，請問這個人需要什麼感覺？謝謝你！完成了，完成了，完成了。」

你可以改變信念和透過造物主來下載感覺：

• 下載需要的感覺，來爲工作中發現的負面信念執行療癒。

• 使個案意識到關鍵信念。

- 上去與造物主連結，並見證在所有核心、遺傳、歷史和靈魂層面中信念的改變。

第5步：確認改變

對被更改的信念做能量測試，確認信念已被釋放和替換（有關正確的能量測試方法及步驟，請參閱第2章）；這會爲你和個案提供驗證。

如前一章所述，如果個案變得言語警戒性強、坐立難安或開始哭泣，你就知道你接近關鍵信念了。這種類型的抵抗是潛意識試著堅持關鍵信念的一種方式。如果個案在信念工作中開始感到不適，請讓他們下載安全是什麼感覺。

6

10個挖掘方法（或捷徑）

你可以使用十種挖掘方法或捷徑來找出關鍵信念（取決於議題的種類），所有方法都可以在單個信念工作療癒中互換使用。

挖掘方法	說明
1. 恐懼	找出在其他恐懼背後最深層的那項恐懼。
2. 怨恨	通過詢問「怨恨是在何時產生的？」以及「怨恨背後的原因是什麼？」來了解情況，這種方法可用於怨恨和其他負面情緒，除了恐懼。
3. 疾病 1	揭開疾病產生的原因。詢問：「這疾病對你有什麼用處？自從生病以來發生了什麼好事情？」
4. 疾病 2	想像一下疾病在未來消失了。詢問：「如果你完全康復，會發生什麼事？」
5. 顯化	個案將他們想要顯化的內容視覺冥想化。提問以找出問題，例如「如果你得到了你想要的會發生什麼事？」

6. 基因遺傳	通過詢問某信念是否為個案母親的信念、父親的信念還是祖先的信念來找出問題。
7. 歷史層	探討從前世帶過來的信念及群體意識。
8. 不可能的事	教導大腦那些看似不可能的事情實際上是可能的。
9. 挖掘現在——從困境中學習	建立一種意識了解每項難關都是有其深層的意義。詢問：「你從所經歷的困難中得到什麼益處？」
10. 學習美德	靈魂在此生的目的是去學習美德以及培養能力。詢問「你從自己的經歷中培養出什麼美德？」

在這全部十種方法之中，恐懼和怨恨是所有挖掘方法的基本技巧和基石。但請記住，本章中描述的方法只是引導你與個案合作的建議，因爲每個人都是獨一無二的，每一個挖掘療癒都會有所不同。挖掘是一種直覺探索，而找出底層或關鍵信念是一種技術形式；因此，這十種方法只是指引你信念挖掘工作的建議。

挖掘就是尋找創建了編程的關鍵信念，以釋放堆積在其之上的所有信念。要精通挖掘工作，你必須對詢問正確的問題能夠找出暗藏的關鍵信念有一定的了解；以下十種方法將全力指導你做到這一點：

挖掘方法1：恐懼

一般來說，有兩種不同的情緒能量刺激著我們：恐懼和愛。愛應該要是優先動力，但情況並非總是如此。無條件的愛是宇宙中最高的振動氛圍，而恐懼是最低的之一。在信念工作中，我們並不會試著消除對恐懼的情緒反應，因爲那是人類的自然反應；這是我們在緊急情況下的固有生存反應。出於這個原因，要能夠分辨功能失調的「恐懼信念編程」以及偶發的一般應急反應之間的區別是很重要的。

生活在持續的恐懼之中是一個負面信念編程，恐懼症亦是如此，那也是恐懼導致的問題。不受控的恐懼幾乎可以阻礙任何事情，那也包括愛，而強迫性恐懼會演變成恐懼症。改變恐懼症的一種方法是通過信念工作找到使恐懼症立足的關鍵信念。

> 強迫性的非理性恐懼無濟於事。恐懼、懷疑和不信任的負面能量是信念工作中最普遍的障礙。

在任何直覺的過程裡，恐懼都不應該進入你的治療當中。因此在開始與個案合作之前，清除你自己的恐懼或偏見非常重要。

有些療癒者沒有去見證造物主工作，反而因害怕療癒沒有起作用而在挖掘過程中修飾（我的意思是美化）個案的信念。修飾會讓個案產生不必要的情緒，而原本可以在三十秒內完成的事情可能會變得需要更長的時間來處理。

開始挖掘

提出關鍵問題，找出該感覺爲什麼產生、是如何發生以及從何時開始，從而追蹤恐懼信念的蹤跡一直到最大恐懼的根源。這些問題將打開個案的潛意識並到達更深層的信念。

要找出所有焦慮背後那最深的恐懼，請試問：

- 你害怕什麼？
- 你最大的恐懼是什麼？

- 可能發生的最糟糕事情是什麼（如果你處於該情況下）？
- 當它發生時，你感覺如何？
- 在該情況下，接下來會發生什麼事？
- 你第一次感受到這種恐懼是什麼時候？什麼時候開始的？
- 如果你面對你最大的恐懼，可能發生的最糟糕事情是什麼？

所以說，當你挖掘恐懼時，第一個問題就是「你害怕什麼？」個案會回答例如：「我怕水。」

接著你問：「有什麼事情可能會因爲你怕水而發生？」

個案說：「我會溺水。」

如果個案害怕的東西很具體，那很少是他們眞正害怕的東西，而且通常有潛在的恐懼原因。

如果有人怕水，他的信念就是「我怕水」，而你移除這個編程然後替換爲「我不怕水」的話，什麼都不會改變，因爲水並不一定是他所害怕的；那恐懼是來自於別處。

這時你知道水並非個案的恐懼，而是恐懼所呈現的方式。下一步是遵循恐懼到達關鍵信念，讓個案意識到他們害怕的是什麼。

療癒師：「如果你溺水了會發生什麼事？」

個案：「嗯……如果我溺水我會死。」

療癒師：「然後會發生什麼事？」

個案：「如果我死了，我會離開我的孩子，而如果我離開我的孩子那麼我就是個失敗者，而如果我是失敗者那我就辜負了神，而如果我辜負神那麼我就不該走向光明。我將被困在黑暗之中。」

有了這些陳述，個案就完成了自己的挖掘工作。療癒師使用了詢問關鍵字誰、什麼、何時、何地，如何以及僅僅傾聽他們所說的話。

θ

與造物主連結並提出
有關誰、什麼、何時、何地以及如何的問題。

療癒師：「如果你困在黑暗，會發生什麼事？」

個案：「我將被困在黑暗中，我會處於虛無。」

療癒師現在意識到了這個人並不是怕水，而是怕「虛無」。在這個簡短的例子中，當個案提供這麼多細節時，表示他們記得對他們來說是真實的事件。記憶來自哪裡並不重要，請帶著他們一起度過，這樣他們才不會卡在自己最大的恐懼之中。

在上面的情境中，個案真正害怕的是「虛無」，還有辜負神以及離開他們的孩子。哪一個才是眞正的恐懼取決於個案重複它的次數。

要改變這些信念，請造物主拔除對虛無的恐懼，並替換成造物主告訴個案的信念——通常爲「你可以一直看著你的孩子」及「創造能量的造物主一直都愛你」。一旦你拔除了對虛無的恐懼，所有其他恐懼都瓦解了。一旦恐懼消失，個案就不太可能有恐水症了。要對此進行測試，請讓你的個案想像自己在水中並詢問他們的感受。

若個案一遍又一遍地重複像是「我辜負了神」或是「我辜負了我的孩子」這類的話，那就是關鍵信念的指標，請仔細聆聽個案的陳述。

「我害怕虛無」這樣的關鍵信念是人類最大的恐懼之一。「對虛無的恐懼」是對於人死後進入一片漆黑、什麼也沒有的擔憂，害怕沒有神而我們到頭來都是空虛一場。

如果你在挖掘過程中陷入僵局並且不知道該往哪個方向，請耐心地看著個案談論他們對表層信念的感受。個案可能會需要一點時間來理清恐懼的來源，他們可回到另一個時間和地點來找出它。

繼續挖掘

對於任何負面的底層或關鍵信念，潛意識都可能有一個積極正面的理由在堅持著它。信念工作應該一直都有積極正面的結果，這就是爲什麼要一直找到個案從該信念經驗中學到什麼，這是非常重要的。

當你找到個案的關鍵信念時，請詢問：

療癒師：「你從這個信念中得到什麼？」

個案：「我做什麼都會失敗。」

療癒師：「你從這個信念中學到了什麼，成就了什麼，或者從中得到了什麼？」

上面的例子展示了你如何幫助個案理解，在靈魂層面上，每一個生活經歷都有其目的——就算它是恐懼信念也一樣是如此。

> 請記住，恐懼信念編程可以通過遺傳或是歷史層傳遞。請根據需求加以拔除、取消、化解及替換這些能量。

挖掘方法2：怨恨

怨恨總有其潛在的原因。只要我們怨恨著某人，我們就會讓他們遠離自己——哪怕僅是心理上的分離。當我們怨恨時，我們會從狀況或人身上得到一些東西，而只要我們還從這之中，我們就會持續堅持著怨恨。

我們也利用怨恨來留在這個地球表面。怨恨是一種非常沉重的思想形態，就如愛是一種輕鬆愉悅的思想形態。當我們環繞這些輕鬆愉悅的想法時，我們會變得更加覺醒。許多人並非用死亡的方式從地球表面畢業。現在我們被允許想起自己已開悟而且是能夠在這星球上開悟的，就算我們的潛意識可能尚未準備好接受這個想法。所以，爲了讓我們在這個地球表面上立足，怨恨就來了。造物主說：「如果我們能清除心中的怨恨，我們就能在不去碰觸的情況下來移動物體。怨恨阻礙了我們的超自然能力。」

怨恨的感覺肯定會讓你在這個存在當中立足，但它也會保護你免受你所憎恨的那個事物傷害，所以大腦並不會那麼輕易地將其釋放。舉例來說，假設一個個案怨恨他的父親，但如果你拔除這個編程並用寬恕取而代之，個案的好轉大概只會持續兩三天。

我的一個學生曾坐在浴缸裡拔除了所有的怨恨，隔一天她變瘦了，小了原本褲子的兩碼。

另一個學生做了同樣的事情，也得到相似結果——但是當我嘗試這麼做時，我的體重完全沒有掉！這是因爲除非我們找到讓你持有怨恨的關鍵信念，否則考驗會再回來（以及體重）。

> 信念工作最重要的重點之一，是了解關鍵信念在本質上通常是積極正面的。

開始挖掘

舉例來說，假設某人有以下信念編程「我恨我父親，因爲他打我。」

如果你拔除並替換這個編程，個案可能會感覺好轉個兩三天，但要創造長期改變的唯一方法是找出他從中學到了什麼、這件事如何創造正面價值以及爲什麼作用在他身上。

試問個案：「你從父親毆打你的事件中學到了什麼正面的事？」

個案可能會就你的問題跟你辯駁，因此請堅持詢問：

- 如果這經歷有積極正面的成果，那會是什麼？
- 你從被父親毆打中學到了什麼？

個案可能會說「我學到我絕對不會打我的孩子。」

在這個療癒階段，你正在處理負面和正面的信念。教導個案保持他從負面狀況中發展出來的自信，與此同時給他下載「接受愛而不受傷害的感覺」。然後你可以對個案進行能量測試，以確定他們是否還有怨恨。

挖掘療癒：怨恨

以下方法可用於怨恨和所有其他負面情緒（除了恐懼之外）。

維安娜：「你怨恨誰？」

個案：「我恨我的母親。」

θ

維安娜：「你爲什麼恨你母親？」

個案：「我恨我母親因爲她總是打我。她會把我關在裡面不讓我去外面玩，而我就是這樣長大的。我還小的時候想要去跳舞、玩音樂和畫畫，但我母親絕不會爲此付任何一毛錢。」

維安娜：「她有錢支付這些東西嗎？」

個案：「有。」

維安娜：「所以說，她從不讓你做自己。」

個案：「沒錯，她現在跟我住得很近，但我盡量不跟她溝通。她想要修復與我的關係，但是我都保持距離。」

維安娜：「請閉上雙眼。告訴我，在她毆打你的那幾年之間你從中學到了什麼——你所學到的正面良好的東西。」

個案：「我學會了用自己的方式處理所有事情。」

維安娜：「你從被鎖在門窗之內學到了些什麼？」

個案：「我學會獨處以及靠自己做事。」

維安娜：「你從無法追隨自己的藝術天性中學到了什麼呢？」

個案：「我從中學到的唯一事就是不要這樣對待我的孩子，我試著給她機會發揮藝術天份，但她並不想要。」

θ

維安娜：「請問你是否允許我來教你，可以遵循自己的路而不會有人打你？沒有人會強迫你走不同的路。」

個案：「是的。」

維安娜：「請問你是否允許我做下載，讓你在願意的時候可以很自在地與他人相處。」

個案：「是的。」

維安娜：「還有可以在不被關起來的情況下找到自己的獨立？」

個案：「是的。」

維安娜：「你想知道如何追隨你的夢想，而不是一直有人阻攔你嗎？」

個案：「是的。」

維安娜：「還有你能夠給你的孩子提供音樂和藝術，而無需再強迫他們？」

個案：「是的。」

維安娜：「把你的手給我，用你的拇指和食指圍成一個圓圈。現在我要做『是』與『否』能量測試。請說『是』與『否』。請說『我怨恨我母親。』」

個案：「我怨恨我母親。」

（她能量測試反應爲「否」。）

維安娜：「請說『我可以擺脫，不再讓我母親使我的生活悲慘。』」

個案：「我可以擺脫，不再讓我母親使我的生活悲慘。」

（這是怨恨工作，但還沒完。）

維安娜：「你是否想知道一個眞正的母親該是什麼感覺？什麼是眞正母親的愛？以及神對於眞正母親的愛是怎麼定義？」

個案：「是的。」

維安娜：「你是否想知道如何、何時以及有可能當一個很棒的母親？」

個案：「是的。」

維安娜：「請說『我能夠處理我母親的問題。』」

個案：「我能夠處理我母親的問題。」

（她能量測試反應爲「是」。）

維安娜：「請說『我的直覺告訴我，我母親與其他療癒師合作會比較好。』」

個案：「我的直覺告訴我，我母親與其他療癒師合作會比較好。」

（她能量測試結果爲「否」。）

維安娜：「請說『我能夠處理我母親的問題，而不覺得被強迫。』」

個案：「我能夠處理我母親的問題而不覺得被強迫。」

（她能量測試反應爲「是」。）

維安娜：「你是否想知道能夠好好的說『不』是什麼感覺？」

如你所見，我們消除了一些怨恨，但如果這是正規療癒，該個案就不會完成信念工作了。我會根據需求來使用所有挖掘方法，並繼續致力於處理個案身爲療癒者與母親的那些信念。

繼續挖掘

每一信念都以某種方式作用於我們身上。除非你找出信念的原因，否則大腦會再次創造它——即使在其被釋放並被新信念取代之後。找出怨恨背後的原因並加以改變，這樣個案就能向前走然後永久地消除怨恨，透過詢問：

- 你從這個信念中學到了什麼？
- 它如何對你有用處？
- 這信念是否讓你保持安全？
- 這股怨恨對你有什麼用處？

範例

療癒師：「這份怨恨對你有什麼用處？你如何從中走出來？你從中學到什麼？」

個案：「我學會了出類拔萃。我學會了竭盡所能地去滿足我母親的期望。」

範例

療癒師：「這如何對你有用處？你從中學到什麼？」

個案：「我學到我永遠都不會去打自己的孩子。我學會如何取悅自己和變得獨立。我學到了獨處是更安全的。」

療癒師：「你是否允許我下載讓你能變得獨立而不用經歷挫折？讓你能夠接受愛，還有你不必獨自一人也能是安全的？」

挖掘方法3：疾病1

疾病可能需要很長時間才能解決，因爲很容易沉迷於其中的戲劇性。此外，當我們上去詢問說「請問造物主，需要改變的信念有多少？」我們會得到一個很長的清單。但我們應該要問的是「爲了使這個人好起來，需要改變什麼信念？」然後名單就會變短，因爲一旦他們找到療癒師，他們可能就準備好接受療癒。但這一切都取決於能否在個案與療癒師的互動中解決問題。如果個案生病了，首先要做的是治療並看看他們是否好轉。

我曾有一個全身患有癌症也做過幾次化療的個案。她很咄咄逼人也很大膽。我視她爲一個很好的療癒者並問她：「妳做了些什麼來治癒這個癌症？」她便列出了一長串她做過的各種不同事情。當她在說話時，我上前問：「造物主，她需要什麼？」

我被告知她需要一點信念工作。當我嘗試對她進行常規療癒時，能量從她的身體脫落並且沒有任何效果。這個反應告訴我她已心碎了，於是我給了她心之歌練習（我在《進階希塔療癒》分享過）並告訴她在下次合作之前做。在那之後她發生了變化。我本預期著一個長長的清單，但在它的底部其實是一顆破碎的心。

> 找出疾病產生的原因和時間。

挖掘工作

使用以下步驟來揭露關鍵信念：

1. 找出疾病產生的原因和時間。

2. 找出問題所在，然後使用前二種挖掘方法開始深入挖掘。

3. 詢問個案從什麼時候開始生病。如果個案不知道，上去向造物主尋求靈感。

4. 詢問當疾病開始時他們的生活如何。然後深入挖掘以解決問題。提出以下問題以發掘疾病產生的原因以及患者生病的原因。

- 你第一次生病是什麼時候？
- 疾病是什麼時候開始的？
- 當你生病時你的生活如何？

θ

範例

以下故事展示了疾病如何爲某人的生活帶來積極正面的良好例子。

一名女子正走在路上，突然被一輛公車撞倒，導致她骨折且需要動手術。當醫生替她動刀時，發現她患有癌症。現在加上骨折，她也開始接受癌症治療，但是都沒有見效。之後這名女子出院了，在她來找我之前，她曾與許多其他希塔療癒師合作以及嘗試其他療法。醫生們都放棄了她，她坐在我面前說道：「沒人能幫我。我該怎麼辦？」

在這種情況下，我想知道疾病在剛開始時發生了什麼事。

維安娜：「你什麼時候第一次得癌症？」

女子：「我不知道我什麼時候得癌症的。」

（當我問造物主時，我被告知她七年前得了癌症。）

維安娜：「七年前發生了什麼事？」

在我第一次問說七年前發生了什麼事時，她並不記得。起初，她說當時的一切都很好。在這裡你應該告訴個案回家並反思疾病開始時他們生活中發生的一切。她回到家後，找出她的日記並寫下了當時她生活中發生的事物。

第二天我們又聊了一次。她告訴我，七年前她還在婚姻當中，她丈夫把他需要很多照顧的母親帶回家住。他母親對她很刻薄，所以個案對她丈夫下了最後通牒：「要嘛我留，要嘛你母親。」這通常是一個壞主意，因爲他選擇了誰呢？沒錯，就是他母親。於是她告訴丈夫她要離開，然後便離開了他。所以現在她的婚姻結束了，孩子們對她很生氣。在與丈夫和孩子度過了所有的成年生活後，她失去了經濟（或情感）支持，只剩她自己。

維安娜：「自從患上癌症以來，你生活中發生了哪些好事情？」

女子：「當我丈夫和孩子發現了我有癌症，我和丈夫重修舊好而我與孩子的關係也恢復了。連我婆婆都跟我說話了，還對我很客氣。」

你認爲她會放棄那可能源自於婆婆同居的壓力、和缺乏丈夫孩子的愛而造成的癌症嗎？她曾失去一切，現在因爲癌症，她的生活又回到了她身邊。

維安娜：「如果你癌症康復了，你的丈夫還會和你在一起嗎？」

女子：「不，他不會。」

眞正的問題還沒有被解決，所以她會盡可能地繼續生病著，於是我開始做信念工作：

「我是受人喜愛的。」

「我可以在不生病的情況下被愛。」

「我可以在不生病的情況下變得強壯。」

「我的家人會在我不生病的情況下愛我。」

我們並沒有處理癌症本身，而是她可以在沒有癌症的情況下被愛。在我們解決了這些問題之後，我們對癌症進行了治療。兩三個星期之後，她打電話告訴我說癌症已經好轉。

我和她一起做的信念工作並非專門針對癌症本身，而是針對以下信念編程：

「我在沒有生病的情況下是惹人愛的。」

「如果我生病了，我丈夫就會陪著我。」

「我必須生病才能和家人在一起。」

挖掘方法4：疾病2

找出疾病如何對個案有用處。請個案進入未來，問他們若疾病消失了且他們身體好轉會發生什麼事？他們將如何應對這種新的情況？

有個例子是一位患有糖尿病的個案。我問他會如何應對完全康復的未來。我問這個是因爲我知道糖尿病在他十幾歲的時候就開始了，所以他是能夠記得健康的感覺的。

他告訴我說如果他沒有糖尿病，他會變得更加活躍，會遠離城市和朋友們待在一起。想像著這樣的未來，他的臉色變了且煥發出健康的能量，然後又變成了畏懼的神情。

他說「如果我變得健康，我妻子會離開我，因爲她不喜歡我的朋友也不喜歡戶外。她喜愛城市生活，糖尿病是我們唯一的共通點。她幫助我照顧自己。如果我身體健康的話她就會離開我，或是我會離開她。」

接著我問他是否想改變一些事情，讓他能夠與妻子分享他對大自然的興趣和熱愛。但他對改變並沒有持開放心態，而是拒絕，然後結束了療癒。

θ

有時人們比起生病更害怕病情好轉。舉例來說，他們可能害怕失去醫療福利而不得不重返職場。找出個案生病背後的眞正動機，改變這種信念以讓個案有動力變得完全健康。

開始挖掘

要找出某人爲何生病，請問：

- 如果你病情好轉，會發生什麼？
- 如果你完全地康復了，會發生什麼事？
- 這疾病對你有什麼用處？你從中得到什麼正面的事？

• 你生病之後發生過最好的事情是什麼？
• 你從生病中學到了什麼？

但是若一個人的注意力不集中在康復這件事上，他怎能恢復健康呢？

如下這位來找我的HIV病毒患者就是一個很好的例子：

維安娜：「OK，你感染了HIV病毒。如果你好起來會發生什麼事？」

男子：「噢，我並不想好起來。我只是想請你減少我的病毒載量。我不想讓病毒全部消失，因爲如果那樣我會失去我的父親與家人。」

維安娜：「你說什麼？」

θ

男子：「我父親討厭我是同性戀並與我斷絕了關係。但現在我染上ＨＩＶ病毒，他又回到我的生活中了。我吃得好也更好地照顧自己，我又重新有了一個家庭。」

維安娜：「你是否想知道你可以在沒有ＨＩＶ的情況下擁有這些東西？」

男子：「不，我不想要變好。我只想減低我的ＨＩＶ病毒量，讓它不要變成愛滋病。」

維安娜：「難道你不想知道你父親可以在你不生病的情況下愛你嗎？」

男子：「不，我了解我父親。這就是我想要的。」

這次交流告訴了我他爲什麼堅持ＨＩＶ病毒。他父親的愛對他來說更爲重要。所以我按照他的要求對他的病毒載量進行療癒。

當我問個案「自從你罹患乳癌後，發生了什麼好事？」大部分會說「我的家人團聚了」，這些正能量與疾病息息相關。這是因爲我們是造物主的神性光。我們爲了某目的而創造事物。

短清單和長清單

每個人爲了療癒都有一長串要做的事情。長長的清單可能會讓人不知所措，所以最好從短清單開始。長清單涉及他們在整個生活的各層面，而短清單則側重於疾病。首先治療短期問題，然後致力於他們的長期健康，這樣你和個案都不會感到不知所措。

還有一點値得注意的是，有些療癒者試圖讓他們的個案活著因爲他們變得很依戀個案。如果個案變得好轉，你仍然會依戀他們。如果個案去了另一個時空，你仍然會依戀他們。請記住，並不是每個生病的人也都親切友好，刻薄的人也會生病的。

如果你認爲個案生病了而且他們需要你，請記得他們生病了並需要造物主，而你就是見證者。那種感覺自己是個案最後希望的壓力可能會很難應付，你最終可能會對個案產生感情，並懇求神「拜託神，拜託神，請幫助這個人。」

挖掘方法5：顯化

此方法使用挖掘來釋放個案的思想，以便他們加以顯化自己的夢想。要爲創造顯化而挖掘，就是聚焦於一旦個案在未來得到他們所想要的之後，會發生什麼事。這意味著告訴個案想像擁有他們想要的東西會是什麼樣子。

顯化豐盛並非單單要求物質富裕，因爲宇宙知道金錢是紙做的，潛意識也會認爲錢不過是一張張的紙而已。而顯化你會用錢做什麼，然後讓宇宙來完成。

目標清單

如果我們沒有每年都制定目標清單來保持靈魂的專注，我們可能會顯化出最奇怪的問題來娛樂我們自己——因爲沒有難題我們會無聊。我在許多學生以及自己身上都觀察到了這一點。如果我們沒有顯化自己生活的所有層面，宇宙就會爲我們塡補空白。

這就是爲什麼持續給予宇宙一個對你有益的顯化清單是如此重要的原因。若你說「我生活的一切都很完美，我什麼都不想要。」宇宙就會爲你創造些什麼——而那可能是你並不想要的東西。例如，若你想要一個新水晶，你可能會顯化說：「我需要一萬五千美元來買一個新水晶。」然而，你需要的是水晶，而不是金錢，那才是你要顯化的。如此一來當有人給你一塊水晶時——因爲它在房子裡太佔空間，且他們知道你會喜歡它；水晶價值十五美元是伴隨的。你會驚訝這種情況有多常發生。

一次顯化一件事的問題在於療癒者是非常直觀的，如果他們有一個清單，那麼潛意識將會像對待「購買清單」一樣去逐一核對主題並使其發生。如果你給潛意識的唯一任務是財務安全，那它可能需要一生的時間才能完成這一項目標。因此，最好一次顯化至少十件事。

與神聖時機同步

很多年前，我並沒有按照該有的方式顯化，所以我決定顯化一些東西，這樣一來宇宙就不會去填補空白。我決定想要一個可以在家裡種植有機蔬菜的地方，我便上去顯化了十英畝的土地，一周內我丈夫的父親給了我們二百五十英畝的農場。起初這有點讓人不知所措，因爲這塊地需要很多整修，所以是花了一些時間才終於讓我能開始種植有機蔬菜！

我問自己「所以現在我有了一個農場，我打算用它來做什麼？」該農場最初是被用作牛隻的越冬場，但我並不熟悉牛隻，所以我決定來養馬。

自從看了電影《鷹女》（*Ladyhawke*），我就想養弗里斯蘭馬——電影裡的弗里斯蘭黑馬是如此的莊嚴和溫柔。弗里斯蘭馬來自荷蘭，起初是爲了攜帶騎士上戰場而培育的。但隨著騎士馬的需求不再流行，它們被用於馬術訓練、拉車和輕型軍事。我想擁有一匹弗里斯蘭馬的願望有點不專注：我知道我想要一匹，但這個願望還沒有與我的後半人生連結起來。

不過，我確實知道比起實際照顧馬，我更適合看看他們，並且知道我會需要有人來替我照顧它。所以我上網買一匹弗里斯蘭母馬，而當我找到喜歡的那匹時，我問了造物主並被告知：「如果這匹馬待在原地，它就會死。」

θ

在與造物主的任何對話中，最好總是提出大範圍的問題，像是「我能救這匹馬嗎或是它會死嗎？」但我沒有問這個重要的問題就購買了馬來讓我救她。我把母馬從加州運到農場，大約兩週後她就死了。當我收到女兒的消息時，起初她的語氣嚇到了我，因爲她表現得像有家庭成員過世了一樣。她的消息讓我很傷心，但得知是那匹馬而不是我的孩子之後，我就放鬆了。

我問：「造物主啊，這匹馬爲什麼死了？」

造物主說「維安娜，你沒有好好聽訊息。你買一匹死馬，你就得到一匹死馬。她在加州食用的穀物讓她生病了。」（如果我當初聽了被告知的話，我就不會有這段療癒。）

獸醫來對母馬進行檢驗以找出死因，果然，在她的組織裡，有麥角（發霉的穀物）痕跡出現。這種類型的黴菌在加州是一個問題，很可能是由於水分進入了穀物儲存處。這種黴菌對懷孕的馬來說是致命的，而獸醫的看法是那匹馬被餵食毒飼料好一段時間了。

保險給付涵蓋了馬匹的費用，而我並沒有氣餒但更加明智，我決定在更嚴格的標準下再次顯化同樣的願望。由於我失去了一匹馬，我決定要顯化兩匹馬，並找到了兩隻來自卡羅萊納州的弗里斯蘭馬。但這一次我在希塔療癒的支持保護下顯化，並作爲動物課程的教材。這意味著馬匹和希塔療癒之間必須有直接的相關性，才能讓它對我有用。我做的另一項改變爲飼養高級弗里斯蘭馬，以拯救這個品種。

這也是爲什麼知道自己的神聖時機，並用顯化來聯結而非加以對抗是非常重要的。如果你的神聖時機是要影響百萬人，而你又顯化出想要獨自生活在荒島上的意願，那你很可能不會得到它。但如果那荒島會被用來影響那百萬人，那麼你就很可能會顯化出你的願望。

θ

“你可以顯化任何東西，
只要與你神聖時機同步。”

靈魂伴侶和治療中心

顯化的時候，想像擁有你的願望是什麼感覺，一旦你得到顯化後請爲它負責。換句話說，若你買了一匹馬你就要照顧他，而若你顯化一位靈魂伴侶你就要與之共同生活。

人們常說他們想顯化靈魂伴侶，但他們眞正想要的是合拍的靈魂伴侶。畢竟大多數人並不想要僅是可以隨意指使或在需要時才找來的伴侶。我們想要一個有頭有腦的人，而這並不容易——尤其對療癒者們，從不希望事情容易。然而，有時最好在你準備好讓靈魂伴侶成為藍圖伴侶之後再顯化。如果你想要一個神聖的生活伴侶，你首先需要問這個人是否為你做好了準備，而你是否也為他們做好了準備。在遇到蓋伊之前，我夢到他已經十年了。如果我早點遇到他，我們就不會相處得這麼好。只有當我們都準備好見彼此了這才能成功。

簡單來說，要明白當你顯化時你可能就會得到它。如果你的潛意識覺得接受顯化會帶來太多的危險、壓力或對你來說負荷太大了，它就會阻止顯化的發生。這也是為什麼重要的是處理為何你的潛意識阻止你顯化的可能性。

“隨時問「若我得到了顯化，會發生什麼事？」”

例如，許多療癒者想要顯化一個治療中心。當我聽到這個時，我通常會說「你瘋了嗎？你眞的想和其他療癒者一起在治療中心工作嗎？」

畢竟，治療中心聽起來是個很理想的環境，但是在現實中，混雜了療癒者們的性格有可能會感覺非常不同——還有競爭始終是一個因素。因此，如果顯化治療中心在你的清單上，我也建議顯化具有道德、正直、可以合作的療癒者以及優秀的會計師。

也許你想顯化成爲一個成功的療癒者，但你眞的想要這個嗎？想一想如果你在一天內進行六個預約並且你的每個個案都治癒了會怎麼樣？隔天你大概會接到五十通電話。那麼如果這五十個人中的每一個人也都治癒了呢？到了這週末你可能會有一千人來要求治療。如果有一千人要求治療，那會發生什麼事？而若你確實以某種方式治癒了這些人，在那之後便會有一萬人前來尋求治療——充滿哭泣、生病和尖叫地尋求治療。在某些時候，成爲一名成功的療癒者會讓人變得不知所措，這就是爲什麼療癒者一次只希望少數人康復的原因。

而如果你的個案都沒有好轉，你必須學會成爲一個更好的療癒者。爲了成爲更好的療癒者，要知道療癒者就是神並且找到個案的信念，但也要知道如果他們並不想要，你是無法治癒任何人的。告訴個案你可以和他們一起合作，但療癒者是造物主，這一點是很重要的。

爲了顯化成爲一個更好的療癒者，要釋放任何與之相關的恐懼、懷疑和不信任。要明白你必須善良、體貼、不妄加批評。如果你顯化成爲一個更好的療癒者但沒有適當的能力，宇宙會爲你帶來一些情況來教你，因爲所有的顯化都有與其相關的後果。

開始挖掘

請個案想像如果他們有很多錢，他們會用來做什麼——且是比他們需要的都要多。然後透過提出以下問題來請個案詳盡地闡述：

θ

- 你在哪裡？
- 你感覺如何？
- 你與誰在一起？
- 你的家人／朋友／靈魂伴侶如何反應這份豐盛？

繼續挖掘

發現那些讓個案在視覺化中感到不舒服的問題，然後開始深入挖掘來解決任何可能阻礙他們創造豐盛的問題。

提問以找出議題並鼓勵個案去想像擁有他們想要的所有豐盛。請個案想像：

- 如果你擁有所有你想要的錢，你會做些什麼？
- 如果你擁有所有你想要的錢，你會成爲什麼？
- 擁有那些金錢，你的感覺如何？
- 你會住在哪裡？
- 你與誰在一起？他們看起來如何？
- 你的生活中是否有其他重要的人？如果有，你的家人和朋友對這些錢有何反應？
- 你的家人和朋友對你的顯化有何反應？

• 如果你成功了，你生活中的誰或哪些人會對你感到生氣？

• 他們會對你說什麼？

• 如果你擁有想要的一切，會出現什麼問題？

• 如果你擁有你想要的一切，會發生的最好事情是什麼？

挖掘方法6：基因遺傳

在對信念進行能量測試時，有時個案會對某些出現的編程沒有自覺意識。發生這種情況時，個案可能會感到很困惑進而難以繼續挖掘工作。當該信念在本質上是遺傳的（通過他們祖先的DNA傳遞）時，這種情況就很可能發生（請參閱第三章〈了解過去〉篇）。舉例來說，個案可能針對某些人有偏見、怒氣或怨恨。祖先的信念也有可能已經過時，且在他們當前的人生中沒有用處了。

祖先

如果你無法找到信念從何而來，那麼是時候看看個案的祖先並詢問：

- 他們是什麼樣的？
- 他們相信什麼？以及他們的信念對他們有多大影響？
- 他們從祖先那裡繼承了什麼樣的能量？

我曾經代課過我兒子教的人體直觀課（因爲緊急事故）。只有十個學生，而我已經很多年沒有教過這麼小的班級了，更不用說是基礎班。你看看喔，班級越小，同學問的問題就越多。雖然這是沒問題，但這也意味著學生可能會讓你偏離課題，讓他們有機會賣弄——以及其他不利於學習環境的行為。

當時我們要做信念工作的示範，其中一個學生，年輕的英國男子，二十一歲的摩羯座，似乎認為他無所不知並拒絕做任何信念工作，因為他認為自己是完美的。經過第一週和他一起參與信念工作療癒後，其他學生對他感到越來越反感。

他很快就指出了別人的缺點，而（他認為）他自己沒有的。其他學生都知道他自身有很多問題，但他不去解決任何一個。很明顯地，為了讓他免受班上其他人的傷害（他們正策劃著英式燒烤呢），我把他帶來在全班面前和他一起合作：

維安娜：「我們來做些信念測試。」

學生：「我很好啊，我生活中一切都很好，我不需要信念工作。」

維安娜：「OK，那麼我們來處理你父親的問題，然後你就能知道你是否從他那裡繼承了任何基因編程。不過當然了，你只是繼承了它們，你實際上並沒有那樣。如果我們能改變你之中的信念編程，那你父親的也能改變，前提是如果他接受的話。」

（這時他變得非常活躍。）

學生：「我很樂意做這個。」

維安娜：「OK，那你想要處理什麼呢？」

學生：「我父親喔，你無法跟他講任何事情！他根本無所不知。他從來不聽別人說的話；他認爲自己是完美的而且完全聽不進我說的任何一句話。他希望我當律師，但是我想當音樂家而跟他溝通根本是不可能的事。我想要改變父親這一點。」

（此時其他學生都揚起了眉毛。）

維安娜：「你覺得你父親爲什麼這個樣子？」

學生：「他跟我母親結婚的時候年紀比較大。我父親曾經是一名戰俘，也是他區隊中唯一倖存下來的成員。他學到爲了存活唯一可以依靠的人就是他自己。」

維安娜：「你是否想知道傾聽他人意見是安全的，以及你可以替自己做主？還有傾聽是安全的，活著也是安全的？」

（在下載這些之後，他開始與班上的其他人一起合作。）

之後他打電話跟我說：「維安娜，我們在課堂上做的眞的很有效！我父親有聽我說的話而且要讓我回學校當音樂家而不是律師。謝謝你改變了我的人生。」

這是一個很好的例子，說明祖先信念編程能如何影響我們的生活，以及我們總是有東西是可以處理的。

開始挖掘

開始處理祖先信念編程的方法是從個案的父母開始。看待我們父母的最好方式是慈悲之心，因爲他們並沒有被教導要如何做父母。

試問：

- 你的家庭是什麼樣子？

- 他們相信什麼？
- 他們來自哪裡？
- 你的母親、父親或他們的父母發生了什麼事？

在某些情況下，個案並不會直接了解他們自己的祖先，這就是你的直覺用處。你必須要去請求個案觸摸他們的皮膚，並向內心探索信念的道路上出現了什麼。

每一次你做深層的挖掘工作，你的個案都會在遺傳層面上發生變化——有時甚至是他們的遺傳體質。遺傳傾向顯然已被現代醫學公認，但最近的科學測試強烈表明道，經歷過創傷的人也可能將創傷傳給了他們的孩子，如此代代相傳。

這項由瑞秋．耶胡達（Rachel Yehuda）領導的基因研究，對象源於三十二名被關押在納粹集中營、目睹或遭受酷刑，或是在二戰期間不得不躲藏的猶太男女。

研究人員也分析了他們孩子的基因，而就如眾所皆知的，他們罹患壓力障礙的可能性高於在戰爭時期居住在歐洲以外的猶太家庭。耶胡達說：「孩子的基因變化只能歸因於其父母接觸了大屠殺。」

他們團隊的成就是人類通過所謂的「表觀遺傳」（Epigenetic Inheritance）將創傷傳遞給孩子的最明顯例子——也就是吸煙、飲食和壓力等環境因素會影響孩子甚至後輩子孫的基因。

表觀遺傳學研究至今仍有爭議，因爲科學常規說明DNA內含的基因是代代傳遞生物訊息的唯一途徑。然而，我們的基因一直透過化學標籤被環境修改，這些標籤附著在我們的DNA上並將基因開啓和關閉。最近的研究指出其中一些標籤可能以某種方式代代相傳——這意味著我們的環境也會影響我們孩子的健康。

研究人員尤其對與壓力激素調節相關的基因領域感興趣，該區域已知會受創傷的影響。「研究這個基因是有其道理的」耶胡達說，「如果創傷有傳遞效應，那將會在與壓力相關的基因中，它們塑造了我們應對環境的方式。」

繼續挖掘

如果個案說自我療癒是錯誤的，那可能是祖傳的信念。過去的誓約、誓言或承諾——例如爲了更接近造物主而謙虛及貧窮——在現代生活中幾乎都不再有用，而且應該加以改變來幫助個案療癒。

範例

療癒師：「你爲什麼不能治癒？」

個案：「治癒自己是錯誤的，因爲那意味著我很自私。」

提出以下問題，並透過詢問某個特定信念是否爲個案母親、父親或祖先的信念，來繼續挖掘以找出遺傳問題。

- 這是你母親的信念嗎？
- 這是你父親的信念嗎？
- 這是你祖先的信念嗎？
- 如果你可以處理你父親或母親信念，你會處理什麼信念？
- 該信念對他們有何用處以及他們從中得到什麼？
- 他們是否學到了需要被教導的事？

若個案能量測試反應爲「是」，給個案下載「這已完成」以及他們能夠繼續往前進的感覺。

> 請記住，
> 並非所有祖傳的信念都需要改變，
> 因爲許多信念——例如固執、幽默和毅力——都是有益的。

挖掘方法7：歷史層

當我們學會進入希塔狀態時，我們的精神感官就會打開，且我們也可能會再經歷前世的記憶。作爲療癒師，這是需要多加注意的，如此一來才可以引導個案度過這個微妙的時期。如果個案變得很沉迷於回憶，他們將會很難去理解眞正重要的事情，以及繼續向前進。

這就是爲什麼當歷史層面的信念在挖掘療癒中出現時，你需要對個案進行能量測試來檢查前世是否已完成。若你得到一個「是」的答覆，你則可以下載這些問題已完成。如果他們能量測試的回應爲「否」，那麼你應詢問個案他們從前世的生活中學到了什麼。

通常只有十分之一的個案需要在此層面上工作。事實上，大部分來到希塔療癒的人都已經從第三界的能量中畢業了，他們的前世得到了解決，但這並沒有阻擋他們記得這些事。

在處理歷史層的信念時，最先記得的過去通常也是最悲慘的。在解讀當中，你會發現人們總是先談論他們的艱苦之處，而陷入過去的困境可能會導致信念工作出現眞正的問題。被前世的能量消耗是很容易的，除非我們從這些經歷中汲取良好的部分並繼續生活。我們的重點應該在於幫助這個星球在此時此地覺醒。

“如果那有助於記起另一個時間和地點，那很好，但是許多優秀的通靈者都會陷入過去。”

我第二次在釋放工作當中經歷重大的前世記憶時，我三十一歲。那記憶是如此深刻以至於我當時躺著的按摩床都壞了——就無緣無故地折成了兩半。記憶非常詳細：我是埃及的女祭司，而他們把我的心臟切掉了。我被這段時間的記憶所吞噬，並花了一年時間試圖去想起更多並加以解決問題。現在我很感激自己很幸運，沒有被它完全吞噬。

起初，我從第一次前世經歷中記得的是，愛你的人背叛了你。但是當我問造物主關於那一生的事情時，我被告知：「你需要改變那個信念，還有，不是的，那並不是你學到的。」然後造物主向我展示了我在那一生學到的美德；我從兩世之中的其中一世增長許多美德，而我帶著生生世世。

我認識的其他通靈者就沒那麼幸運了。舉個例子，我認識的一位通靈者記得她前世是紅雲酋長（Chief Red Cloud）。她被這段記憶所吞噬，以至於影響了她的精神狀況，結果最後她入獄服刑，告訴大家她是紅雲酋長。請記住，前世記憶有很多原因；它們有可能來自遺傳或其他影響。

有些人積累了這些心性並且帶著前世的信念，比如對貧窮的誓言。身爲療癒師，你可以上去命令它就這樣消失。然而，在某種程度上誓言是有其原因的，而試圖抹去它並不會有任何好處，因爲它會自行重新安裝。但如果你意識到前世的經歷還具有影響力，那麼該誓言的能量就可以被轉化或轉移至此生，視爲已完成。然後你可以對個案進行能量測試，看看誓約或誓言是否已完成了。如果有事情是個案清楚記得的，你可以問他們從那一生中學到了什麼。

有時通靈者會利用前世作爲掩護來逃避處理潛在的問題。當個案開始談論前世時，有些療癒者會有「身爲療癒者會被殺害」的信念，而帶著恐懼爲對方療癒。過去大多數療癒者都是如此，而這會讓我們比起失敗，更害怕成功和知名度。但這也是我們應該尋求解決這些編程的原因——因爲這是我們的使命，也是我們來到這裡的原因。

在每一段人生中，我們成就不同的品德；然而，通常有兩到三世我們獲得比其他世更多的美德。這些是我們最印象深刻的，我稱它們爲「完成學習的生世」（Graduating Lifetimes）。作爲今生的主人，我們試著記住我們已經取得和掌握的所有美德，請記住美德是最高度的思想振動。我在存在七界中列出了成爲一名優秀療癒者所需的美德。

前世信念

在現實中，我們與生俱來都有向造物主請求治癒的權利。但如果我們擁有某些美德，那治癒便會更加穩定。治癒所需的美德之一就是善良。當揚升大師想起善良的美德，掌握了善良美德的人生就會浮現在腦海中。

正如我在本書前面所描述的，一個人的信念共有四個層面：

- 核心
- 遺傳
- 歷史
- 靈魂

歷史層固有的一些信念包括前世信念和群體意識信念。

歷史層有充滿活力的記憶，它使我們成爲如今的自己並幫助我們成長。然而，其中一些經歷在本質上可能是負面的，需要加以解決這些能量。在這種情況下，你需要見證個案的創傷和麻煩，並通過將它們發送到造物主的光中來解決這些情緒能量，同時也幫助個案從記憶中看到任何學習的課題。

舉例來說，我們假設有人前世因是療癒者而被處以火刑。而在此生，他們身爲療癒者而受到了攻擊，就因爲他們在不知不覺中重新創造了這種情況。這意味著他們需要消除對那經歷的痛苦和煎熬來解決前世的問題。通過這種方式，他們不會繼續重溫事件，但還保留作爲療癒者的記憶。

從歷史層來看，一個很好的信念案例是我在書中前面曾提到的：一位認爲自己是聖女貞德的學生（參閱第四章〈終極真相：無法改變的信念〉篇）。在挖掘中，學生說「我必須爲信念犧牲生命」，並相信她曾是聖女貞德。這是「眞的」還是來自哪裡其實並不重要。重要的是改變她認爲必須爲所相信的事物而死的那個信念，還有那信念的能量已經完成了。那麼她就能夠去相信她需要做的事，而仍然過著健康的生活。

> 我們不試圖拔除個案認爲他們自己是誰的信念，而是替換那導致問題的殘餘信念。

前世信念的存在並不一定意味著他們眞的如此活過。有些直觀的人從鬼印或水晶等無生命的物體中收集另一個人前世的記憶。這些印記的舊記憶可能與前世混淆。我們所碰觸的一切都會留下我們的能量，而其他人碰觸的任何事物也是一樣的。其中一些能量可能來自遺傳記憶或阿卡西記錄。當我們處於正確的心神狀態時，我們可以體驗其中一些重疊的記憶。

群體意識信念

當許多人有相同的信念時，例如「糖尿病是不治之症」，人們將其視為事實接受並成為一種群體意識信念。當夠多的人相信同一件事時，就會成為人類集體意識的一部分。一旦直觀的人連接到集體意識，就會接受並與終極眞相混淆。當這種情況發生時，該信念需要被轉變為正能量。

群體意識信念的例子包含：

「糖尿病是不治之症。」

「世界末日就要來臨了。」

「亞特蘭提斯被摧毀是我的錯。」

「我害怕使用自己的力量。」

「我宣誓要貧窮。」

開始挖掘

找到這些信念並加以改變，如此一來信念就不會影響個案的生活。發出命令或請求：「現在完成了。這已完成了。我準備好繼續前進了。謝謝你。完成了。完成了。完成了。」

詢問以下問題來繼續信念工作：

- 什麼時候開始的？
- 你從中得到了什麼？
- 你從中學到了什麼？
- 那完成了嗎？如果答案是「是」，則命令「在此生已完成」和「我不再需要它了」。

挖掘方法8：不可能的事

即使進行療癒的是造物主，你是見證者，如果你相信療癒是不可能的，那見證療癒也同樣會是不可能的。事實上，在任何時候的你若認爲某事不可能療癒，那當然就不可能！這就是爲什麼我們是希塔療癒師，因爲我們眞的很擅長做不可能的事情。我們的工作就是「凡事皆有可能」。

有些科學家認爲許多事情是不可能的，包括療癒。然而，傳統醫學才剛剛在人體內發現了一個迄今不爲人知的器官——稱爲「間質」（interstitium）；在過去一百五十年的解剖學研究中缺席的一項，且可能有助於醫學研究人員了解癌症的傳播方式。還有相似地，科學家們過去曾認爲松果體沒有任何用途，而且在我小的時候，醫生們會以「沒用處」爲由任意切除扁桃腺。

當我住在愛達荷州時，我去看了醫生，因爲我感覺很不舒服。在體檢的時候，醫生看著我的喉嚨，並說我的扁桃腺是她所見過最大的，還問我爲什麼沒老早做切除？我感覺這不太對且拒絕接受手術，並對此進行了療癒。大約在這個時候，我也從愛達荷州搬到了蒙大拿州。

θ

當我住在愛達荷州時，我對每一種草叢和灌木都過敏（醫生是這麼說的）。但是，當我搬到蒙大拿州後去看醫生進行同樣的過敏測試時，我並沒有對任何東西過敏。但是你知道還有什麼東西消失了嗎？我腫脹的扁桃腺。這位醫生告訴我他找不到我的扁桃腺，並問我是否已將其切除。然而一年前的另一位醫生告訴我，我的扁桃腺是她見過最大的。這絕對不可能啊！

我把過敏病歷和所有其他病歷放在一起，像是充血性心力衰竭（當我活下來時，醫生說：「哦，那不是真的。」），我腿上的腫瘤（醫生說：「我不知道它去哪了。」）。所有這些記錄都放在一個保險箱裡，所以之後某人看到它們時，會發現這些怎麼可能！

“「不可能」是頭腦放鬆劑。”

我曾經和一名患有第一型糖尿病的三歲小女孩合作。我對她進行了療癒，並見證了造物主對她DNA進行的作用。自從療癒後，那孩子已經五年沒有使用胰島素了，但孩子的母親說「我女兒患有第一型糖尿病，而且她已經五年沒有使用胰島素了。」在說她女兒「患有第一型糖尿病」時，她是希望糖尿病已經消失，但並非真正相信。在她潛意識的某處，她相信糖尿病仍然存在著。

直觀療癒也與我們清除了多少涉及「不可能」的信念有所關聯。信念工作應該聚焦在視不可能爲可能這件事情上。在DNA3課程中，希塔療癒師意識到大規模群體意識信念之中固有的不可能信念，來學習對環境及地球進行療癒。他們開始了解自己是誰，並非作爲一個三維存在，而是作爲一個擁有三維體驗的多維存在。人類肉體是我們的生命維持系統，但我們不僅僅是物理的存在。證明這一點需要讓學生相信他們可以用純粹的思想來移動物質，但是許多學生放棄了這些練習，因爲他們認爲這是不可能的。而不可能的事是能夠做到的。

開始挖掘

面對要更改不可能的信念時，有些人認爲他們將會離開家人並移到另一個維度之中。這些都是眞正的恐懼，個案可能會需要大量下載才能讓他們感到舒適。

在信念工作中，要問的問題爲：

- 如果你能做到你認爲不可能的事情，那會發生什麼事？
- 如果你可以用意念去移動物質，那會發生什麼事？
- 如果你能見證療癒，那會發生什麼事？

這些問題有可能會引起人們不好的恐懼，例如：

「如果我能做到這一點，大家就會害怕我。」

「大家會試圖殺了我。」

「只有基督能治癒。」

「與基督一樣是錯誤的。」

「如果我使用『魔法』，我會被當成女巫燒死。」

個案通常認爲改變不可能的信念是很困難的，因此清除這些以及其他恐懼很重要，如此一來個案明白這樣做是安全的，他們也不會去濫用自己的能力。

θ

《新約》告訴我們基督行了許多神蹟。在本質上，基督說：「你可以做到我能做的事情。」但同時還有一個名叫阿波羅尼烏斯（Apollonius）的人，據傳他的治癒和基督差不多，然而關於他的記載卻很少。歷史上有許多關於奇蹟般治癒的參考資料。在基督教發展的某個階段，療癒者要嘛被塑造成聖人，要嘛被燒死在火刑柱上——取決於當時的態度。

在某些群體意識中，並不相信用思想和祈禱的能量來治癒人是可能的。從這之中我們了解到，對他人的恐懼、懷疑和不信任是無濟於事的。與其他用來尋找阻礙的挖掘方法不同，這種挖掘方法是重新編程大腦來接受一件事：用專注的思想和祈禱的力量可以改變不可能的事情。

在這個探索中，我們學習處理個人潛意識認為是不可能的事情；教導他們正是頭腦中的信念主導著現實。如此一來，看似不可能的事實際上就變成了可能。在各個層面上，你都被教育說這是不可能的，但不知為何這其實是錯誤的。

首先要教會自己的是，有些事情是可能的。可能在與個案合作時出現的問題是恐懼，例如「人們會認爲我與眾不同」「人們會試圖傷害我」或是「如果我與眾不同，我就無法融入」。因此，你可能必須利用恐懼法（第一種挖掘方法）來清除有關不可能的相關問題。

> 根據需求來使用十種挖掘方法中的任何一種，培養這種能力是很重要的。

繼續挖掘

如果個案在挖掘中表達了他們認爲不可能的編程和信念，改變這些信念是有幫助的，如此他們便可以接受療癒。

θ

請個案避免使用以下表達方式，不論在他們的口頭陳述或想法中皆是。

「我不能……」

「我的問題是……」

「……是不可能的」

「是啊，但是那對我沒用。」

詢問個案以下問題：

• 如果……會發生什麼？

• 如果你能做到這點，那會發生什麼？

• 爲什麼那不可能？

• 誰告訴你這不可能的？

下載「不可能的已完成」和「這是有可能的」的信念。

挖掘方法9：挖掘現在——從困境中學習

在這種挖掘方法中，你引導個案陳述他們當前的問題，然後詢問他們從中得到了什麼，「你從所經歷的困難中得到了什麼好處？」

每一個困境的發生都有一個更深層次的原因。我們的靈魂正從每一次生活經歷中學習。這些體驗是好是壞對靈魂來說並不重要，但重要的是我們從那之中獲得了什麼。如果我們能在困難的情況下學習美德，那麼這對靈魂來說是一件好事，還有意識到我們爲何從困難中學習是很重要的。這樣我們就不必在其他狀況中重蹈覆轍，且在沒有這些困境的情況下也能在精神上得到發展。

開始挖掘

在這種挖掘方法中，你引導個案陳述他們目前正遇到的問題。然後你問個案他們從中學到了什麼。

以下信念工作療癒就是一個很好的例子：

在療癒中，男子跟我說他讓母親搬去與他同住，而母親令他抓狂。我問了他：「有母親在家裡，你從這當中得到了什麼？」

他想了一陣子然後回答：「我母親在我小時候是個控制狂。她掌控我生活中的每件事。現在她在我家裡由我來掌控她的一切。我的兄弟姐妹不再來找我了，因爲他們不喜歡她，所以他們也不再來跟我借錢了。」

突然間，他在深層潛意識層面上看見了他自己創造的情況，以及那是如何對他有用處。

我教導他去理解他的母親，這樣他才能好好與她住在一起。我還教他如何過生活而不必去控制她。如此一來男子便能夠過上更和諧的生活了。

“有很多事情可以通過自己的努力來改變。”

θ

在另一個案例中，一名女子來找我解讀。

女子：「不知爲何，我無法比現在賺更多錢。不知爲何我被卡住了。我要離婚了，我好痛苦。」

維安娜：「OK，請閉上雙眼然後告訴我，你從這些痛苦之中得到什麼？」

女子：「我什麼也沒得到，我正在受苦啊。」

維安娜：「好的，請閉上雙眼然後上去詢問造物主『我從這苦難中得到什麼？』」

（她閉上眼睛片刻之後才開口。）

女子：「只要我只賺這麼多錢我就不用分給我老公一半。我們離婚之後我可以保留所有我賺的錢。」

這種領悟改變了她的生活。她只是需要去明白爲什麼那會如此難受。而在離婚後，她便開始賺大錢了。

在另一個療癒中，一位個案正在尋找靈魂伴侶並請我協助她。

女子：「爲什麼我找不到我的靈魂伴侶？我已經找了又找十年了。爲什麼我找不到他？」

維安娜：「找不到靈魂伴侶讓你得到了什麼呢？」

女子：「什麼也沒有，我想要一個！」

θ

維安娜：「請閉上雙眼然後想一想。你從中得到什麼？」

（她在說話前想了想。）

女子：「只要我還正在尋找靈魂伴侶，我就不必去擁有一個。我喜歡我的房子。我喜歡我的生活方式，但大家都覺得我該有一個靈魂伴侶。但是如果我有了靈魂伴侶，他會改變我的生活方式以及我的步調。我並不想改變這些。」

在三十秒之內，她知道爲什麼沒有得到自己認爲想要的東西了。

在一次談話當中，有位朋友一邊嚼著巧克力棒一邊告訴我，「我無法減肥」。

我問她：「肥胖讓你得到什麼？」

她看著我說道：「你也知道我是個老女人。如果減肥我會有很多皺紋，我不想變得皺巴巴的。要是我減肥了我老公會變得更嫉妒，而且我才不想當一個乾癟的梅干。」

> 苦難的信念工作會
> 顯示出隱藏動機，是我們試圖要逃避的。

以下這個小姐來找我是因爲她幾乎離婚了十四次；她的丈夫每年都在同一時間離開她。

維安娜：「你丈夫每年都在同一時間離開你？」

個案：「是的。」

維安娜：「那他會回來嗎？」

個案：「會。」

維安娜：「這是怎麼發生的？他會收拾全部東西然後離開嗎？」

個案：「是的。他跟我說我們應該辦離婚，然後我應該去換掉名字而且永遠換掉。他會開始賣我們的房子，接著回頭來跟我說『我們又結婚了』。」

維安娜：「請閉上雙眼然後告訴我，你從這狀況得到什麼？」

個案：「第一次發生的時候，我生病了，然後我回去做治療。首先我做了心理治療，接著我開始了希塔療癒。我開了一個新的中心並開始旅行。當他決定要離開我時，我正在旅行並執行新案子而且我很快樂。當他決定回頭，我起初感覺有些負擔，但後來我領悟到我們在一起可能會有更好的生活。我領悟到我們愛著彼此。有兩部分的我依然在婚姻當中對抗著。一部分想要自由而一部分想要婚姻。然後如此循環往返著，我們之間的事情就變困難了。」

維安娜：「好的，當他離開時，你可以找點樂子，比較容易做療癒。你會在他不在的時候去約會嗎？」

個案：「不會，我並不想要別人。當他不在的時候他會嫉妒我，但感覺還是比與我在一起時要來得好些。」

維安娜：「所以說，你有點喜歡他這麼做。那給了你自由，幫助你去完成其他案子，然後你再次找回你的婚姻。」

個案：「當我們復合，每一次都在一個既新且不一樣的層次。」

維安娜：「只要你做好離婚的準備，你不需要離婚且能保有些許的自由。」

個案：「沒錯，而我的人生中不需要新的男人。」

維安娜：「那聽起來讓你們的關係變得非常有趣呢。」

個案：「但是現在我們都對這狀況感到疲倦了。」

維安娜：「我們來看一看。我來給你做能量測試。請覆述我的話『我厭倦了我丈夫離開然後又再回來』。」

個案：「我厭倦了我丈夫離開然後又再回來。」

（她的能量測試反應爲「否」。）

維安娜：「請說『我享受與丈夫分開一段時間』。」

個案：「我享受與丈夫分開一段時間。」

（她的能量測試反應爲「是」。）

維安娜：「請說『我的家人對這情形感到厭倦了』。」

個案：「我的家人對這情形感到厭倦了。」

（她的能量測試反應爲「是」。）

維安娜：「我的父母對這情形感到厭倦。」

個案：「他們並不知情。」

維安娜：「好的，那有誰知道呢？」

個案：「我的孩子們對這情形感到厭倦。」

（她的能量測試反應爲「是」。）

維安娜：「請說『我喜歡這個狀況』。」

個案：「我喜歡這個狀況。」

（她的能量測試反應爲「是」。）

維安娜：請說「只要這個狀況繼續下去，我丈夫跟我就能一次又一次地重新開始。」

個案：「只要這個狀況繼續下去，我丈夫跟我就能一次又一次地重新開始。」

（她的能量測試反應爲「是」。）

維安娜：「你是否想知道你不用這種狀況也依然能擁有一些自由？還有你可以重新開始而不需要分分合合嗎？」

個案：「是的。」

維安娜：「請說『婚姻令我感到無趣』。」

個案：「婚姻令我感到無趣。」

（她能量測試反應爲「是」。）

維安娜：「你是否想知道你可以在婚姻中創造令人興奮的事情？」

個案：「是的，我覺得很無聊。」

維安娜：「我們可以改變你對無聊的恐懼嗎？」

個案：「可以的。」

維安娜：「我可以把『我覺得很無聊』這個信念改爲『婚姻可以令人興奮』嗎？」

個案：「可以。當我選擇對象時，我確保他是個難搞的人。我曾交往過的那種正面積極的人同時也都很無聊。」

如你所見，我們找到了她從那狀況中得到什麼以及許多其他正向的東西。然後我們教導她不用去製造這種情況也能夠擁有那些正向的東西。接著我們做能量測試來看是否已結束。

維安娜：「請說『我需要與丈夫製造這種情況』。」

個案：「我需要與丈夫製造這種情況。」

（她能量測試反應爲「是」。）

維安娜：「那麼你覺得你什麼時候會停止製造這種情況？一年？兩年？」

個案：「我不懂我爲什麼需要這個情況？」

維安娜：「這個嘛，你有機會獲得自由及創造力。」

個案：「當我去旅行又與他分開時，我很有罪惡感，但是當他離開時我就不覺得罪惡。當我回家之後我很親切和善。」

維安娜：「你想改變這個嗎？你是否想知道你可以沒有罪惡感地去旅行以及你們可以一起旅行？」

個案：「我想要沒有罪惡感地去旅行，但是若我們一起旅行我就要付所有的錢，因爲他老是沒錢。」

維安娜：「但是你們結婚了，你們不分享金錢嗎？」

個案：「在我們的關係中，大部分的錢是我賺的。」

維安娜：「你們的關係裡是用『你的錢』嗎？」

個案：「是的。」

維安娜：「但是你愛他。當你愛一個人，旅行和分享金錢是可以的。你是否想知道你可以賺很多錢，讓你們可以一起旅行並且擁有他的公司？然後你們可以找到一個平衡點，如此他便能感覺自己是重要的？」

個案：「是的，而且是足夠給我自己、給他還有我的孩子。」

維安娜：「你是否想知道要如何與你所愛的人分享金錢而不會感到不滿，而且在一起可以讓你們賺更多——明白他能夠使你安全？」

個案：「是的。」

維安娜：「請說『一個女人賺得比男人還多是錯誤的』。」

個案：「一個女人賺得比男人還多是錯誤的。」

（她的能量測試反應為「是」。）

維安娜：「這大概是個基因編程。你是否想知道賺錢是一件了不起的事情，還有你可以毫無罪惡感地賺錢而且這是可以被接受的？」

我們已經找到了她從那情況中得到了什麼，但隨著我們不斷挖掘，我們發現了更多要處理的東西。

維安娜：「你從那情況中學到了什麼美德？」

個案：「我學習寬恕還有如何完全地愛他。」

維安娜：「你有沒有學習如何分享？如何原諒他？」

個案：「我學到如何去感受他，還有學會千里眼因爲我能讀懂他的心思。我學會了如何尊重他的自由意志。」

θ

維安娜：「你也學了如何當一個好的療癒者，而且你可以靠自己成功。你是否想知道你已從這些事中學習了？還有你已準備好學習更多以及那已完成了？還有你能夠認出這些東西？」

個案：「是的。」

維安娜：「那你是否想知道要如何讓他完全地愛你？」

（個案正在哭泣。）

個案：「是的。」

維安娜：「在你們旅行時，你介意的並不是分享，而是感覺被利用了。你是否想看一看他在你們旅行中良好的那一面？」

個案：「是的。」

在療癒要結束時，個案明白她從這段關係中得到了什麼以及她從中學到了什麼。

以下是你可以問自己或個案的一些問題，以找出任何非必要的困境：

- 你為什麼允許人們如此對待你？
- 你為什麼有經濟困難？
- 你為什麼為愛所苦？
- 這困境是如何幫助你？

θ

- 你從中得到什麼？
- 你為什麼創造它？
- 你從困境中培養出什麼美德？
- 沒有了困境，你要如何培養美德？
- 你知道在生活中不必吃苦又能培養美德是什麼感覺嗎？

挖掘方法10：學習美德

你從困境和挑戰中學到了些什麼？你從經驗中培養出哪些美德？

靈魂在此生的目的是要去學習美德及培育能力。如書中前面所述，美德是一個輕盈的思想形式，允許我們進一步做創造。這些善念將我們從肉體的物質枷鎖中解脫出來。那些非善的雜念則是沉重的，阻礙了我們的先天能力。比方說，若你想當一個更好的療癒者，你需要善良、不評判以及關心他人的美德。我們被賦予在此生中培養各種美德的機會；訣竅是不用先經歷困境就能開發它們。

靈魂要培養美德才能夠去達成自己的神聖時機（需顯化，如上所述）。這意味著我們曾做過的一切都是有關係的。每一次經驗不論好壞都是有意義的，都教了我們一些正面良好的事。

但是我們需要哪些能力呢？若我們問造物主要如何當一個更好的療癒者，那麼所有關於療癒的恐懼、懷疑及不信任可能都會隨之出現。但要成爲更好的療癒者，我們必須善良、寬容、耐心、關心並有能力與他人互動而不妄加評判。

一旦我們對這些美德變得有自覺，靈魂就開始努力成就它們。這讓我們有機會朝這些美德努力，如此宇宙就不會來替我們做。

> 唯一會阻止治癒發生的
> 就是恐懼、懷疑、不信任和缺乏美德。

開始挖掘

每個與你互動的個案都是提升靈魂的踏腳石。每個新個案都讓你有機會發展美德。儘管每個個案都可能教我們一些關於挖掘的新知識——然後可以使用於其他人——但去了解那教了你什麼也是很重要的，也就是你自身以及你信念的課題。雖然這個過程應該是關於個案而不是你的，但在療癒之後對類似的信念進行能量測試仍然很有幫助，然後你可以與個案分享。

練習 9

美德練習

與另一個人配對，輪流分享你們生活中發生的事情，以及你們從這些生活經驗中學到了什麼。

針對每一經歷，說說看你們從中增長了什麼美德，還有你的靈魂想要培養哪些美德。

然後輪流扮演療癒師角色，去做能量測試，看看他人（扮演個案的角色）是否已經接收到了學習課題，以便他們能再往前進步。

θ

舞蹈

信念工作的最後一步是將這十種挖掘方法全放在一起，令它們成爲美麗的舞蹈；一種療癒藝術，不僅使個案受益也使你受益。沒有人應該在信念工作療癒中感到折磨。當個案離開時，他們應該渾身散發出喜悅和知識。如果你在爲自己執行工作，你應爲此感到興奮。如果你知道如何將所有不同的挖掘方法整合到一個療程之中，那麼個案會感到安心。而持續給自己做信念工作，你就會成爲更有成就及效率的療癒者。

結論：身爲一名希塔療癒師

謹記身爲希塔療癒師意味著什麼：

希塔療癒師與他人共同合作來探索阻止他們實現願望的限制性信念。

希塔療癒師教導他人如何欣然接受自己的信念。

希塔療癒師教導他人如何向造物主尋求幫助。

希塔療癒師教導他人如何成爲神聖的存在。

希塔療癒師教導他人去看醫生是好的。

希塔療癒師教導他人去見療癒者是可以的。

希塔療癒師教導他人看見靈魂是可以的且自己並非瘋狂，以及如何將其發送到光明之中。

“我們教人們如何生活並成為眞正的自己。”

以下為幾項下載：

「我知道將個案的利益置於自身之上是什麼感覺。」

「我知道如何與造物主共同創造。」

「我知道如何從七界的觀點去挖掘關鍵信念。」

「我知道如何在療癒中使用所有的挖掘方法。」

詞彙表

信念系統

個人或社會群體對於是非對錯的一系列信念。

信念工作

拔除及替換信念系統的過程。

肢體語言

表達個人情緒和精神狀態的身體動作。

信念鏈

層層相互疊加的信念，構成一個信念系統。另見信念系統。

θ

意識思維

對於行爲及自身有完全地自覺。理論上，意識思維只佔大腦的10%而潛意識佔了剩下的90%。另見潛意識思維。

核心信念

信念四層面之一。此生潛意識中的行爲模式——主要源自於童年——且已成爲我們信念編程的一部分。通常來說，這是潛意識所做的努力，用來保護我們以及維持我們的安全。在這個層面上工作時，療癒師將見證大腦額葉的變化。另見信念四層面、編程以及潛意識思維。

一切萬有造物主

創造了一切萬物的完美愛能量，最智慧的存在。

水晶佈陣
檢索遺傳和前世記憶的技巧。

挖掘工作
尋找一系列相互疊加的信念鏈以及改變底層或關鍵信念的過程。另見信念鏈。

神聖時機
明白自己的命運以及允許宇宙進來幫助你。

下載
見證了正向的肯定信念從造物主流向思想的過程，就如同大腦是台電腦一樣。另見一切萬有造物主。

能量測試

希塔療癒用來測試信念系統的過程。另見信念系統。

感覺工作

教導從造物主的角度來感覺的過程。舉例：造物主對美德的看法，如善良、耐心、不評判等。另見一切萬有造物主。

信念四層面

信念有四個不同層面：核心信念、遺傳信念、歷史信念以及靈魂信念。另見核心信念、遺傳信念、歷史信念及靈魂信念。

自由意志

自由意志是有能力去選擇你所相信的。這是一個無法打破的宇宙法則。

遺傳工作

影響遺傳業力結構的正面過程。

業力總共有三種：

- 及時業力
- 祖先遺傳業力
- 前世業力

及時業力是從現在的所作所爲造成的。比方說，若你對某人不好，他們也會反過來對你不好。祖先業力意味著從祖先那裡繼承而來的特點以及與他們相關的業障。前世業力是延續前世的業障。這些是古老的印度教信仰，不過在現代，人們更熟悉將其稱爲因果關係。

遺傳信念

信念四層面之一。我們從父母和祖先那裡繼承而來的信念，最遠可涉及前後七個世代。另見信念四層面和前後七世代。

療癒系統

在希塔狀態下共同創造的過程，以見證造物主進行療癒。幫助身體治癒及恢復。另見一切萬有造物主和希塔狀態。

歷史信念

信念四層面之一。這些信念來自前世記憶，而這些記憶有很多解釋，包含：

- 來自過去七個世代以上的行爲模式
- 來自阿卡西記錄的能量
- 來自個人前世經歷的集合意識記憶

他人的前世能量作爲過去的印記留在無生命物體中。在每一粒沙子裡，都有一切曾在地球上生活過的記憶——我們從許多人生中延續到現在的經歷。另見信念四層面。

顯化

想像你想要的東西然後加以創造它。

誓言（或誓約）

嚴肅的承諾或主張。對於現在的某人可能有或可能已無用處的宣言，有可能是在其他時間、地點或是由祖先所做出的。

存在七界

在希塔療癒中，該術語用於描述由原子運動來分隔的七個不同界或領域：

- 第一界：原子聚集在一起緩慢移動以形成固體，如礦物質。
- 第二界：原子開始移動得更快形成植物。
- 第三界：動物和蛋白質領域。
- 第四界：精神領域。
- 第五界：揚升大師的領域。
- 第六界：宇宙的法則。
- 第七界：能在萬物中流動的一切萬有能量。是起點也是終點。

編程

由大腦思維中的信念創造出的行爲模式。

解讀

當希塔療癒師對另一個人進行身體掃描以得知他們的身體、情緒、精神、靈魂及未來發生了什麼事。

釋放工作

釋放舊的情緒或編程。另見編程。

前後七個世代

在基因遺傳層面上發生變化的基因信念，並且在遺傳族譜中改變了前後七個世代。另見基因信念。

第七界

籠罩在我們宇宙中純粹的創造能量，它創造了夸克，夸克構成了質子、中子及電子，而這些又構成了原子，原子又構成分子。

睡眠週期

通常為八小時的時間，深度的希塔和德而塔睡眠狀態會將新知識栓在大腦中。

靈魂信念

信念四層面之一。這些是所有信念編程中最深層也最滲透的。如果信念在一個以上的層面中重複，它可以一路直到靈魂層。即使你的靈魂是來自造物主，它也一直都在學習著。另見信念四層面。

潛意識思維

大腦思維中運行身體自主系統的部分，以及一些感覺和記憶。它的主要目標是讓我們安全地活著。其精神活動剛好低於意識思維的門檻。另見意識思維。

希塔腦波

一種做夢般的狀態，其中腦電波減慢到每秒4到7個週期。

希塔狀態或希塔腦波狀態

非常深度的放鬆狀態；充滿創造性、鼓舞人心的狀態，以靈性感知為特徵。

終極真相

絕對的眞相，比如太陽會升起、地球會轉動或者狗就是狗。

誓約

另見誓言。

更多資訊

希塔療癒課程

希塔療癒是由維安娜．斯蒂博創建的能量療癒方式，擁有世界各地的認證教師。希塔療癒的課程和書籍為開發心靈療癒能力的療癒指南。

以下為希塔療癒的課程與書籍：

由擁有希塔導師認證的導師所教授的希塔療癒課程：

基礎希塔課程

進階希塔課程

希塔療癒豐盛與顯化課程

希塔療癒人體直觀課程

希塔療癒彩虹兒童課程

希塔療癒疾病學課程

希塔療癒世界關係課程

希塔療癒DNA3課程

希塔療癒動物課程

希塔療癒深度挖掘課程

希塔療癒植物課程

希塔療癒靈魂伴侶課程

希塔療癒完美體重課程

希塔療癒七界課程

希塔療癒你與你的伴侶課程

希塔療癒造物主與你課程

希塔療癒內圈與我課程

希塔療癒地球與你課程

在希塔療癒知識學院由維安娜獨家教授的認證課程（每堂課都將提供講義手冊）：

基礎希塔教師課程
進階希塔DNA教師課程
希塔療癒豐盛與顯化教師課程
希塔療癒人體直觀教師課程
希塔療癒彩虹兒童教師課程
希塔療癒疾病學教師課程
希塔療癒世界關係教師課程
希塔療癒DNA3教師課程
希塔療癒動物教師課程
希塔療癒深度挖掘教師課程
希塔療癒植物教師課程
希塔療癒靈魂伴侶教師課程
希塔療癒完美體重教師課程

希塔療癒七界教師課程

希塔療癒你與你的伴侶教師課程

希塔療癒造物主與你教師課程

希塔療癒內圈與我教師課程

希塔療癒地球與你教師課程

希塔療癒不停地在擴展與成長，不斷地增加更多新的課程，請上 www.thetahealing.com 獲取最新訊息。

圖書：

目前可購買到的書籍：

《希塔療癒》（橡樹林出版，二〇二〇年）

《進階希塔療癒》（橡樹林出版，二〇二一年）

ThetaHealing Diseases and Disorders（Hay House，二〇一二年）

On the Wings of Prayer（Hay House，二〇一二年）

ThetaHealing Rhythm for Finding Your Perfect Weight（Hay House，二〇一三年）

Seven Planes of Existence（Hay House，二〇一六年）

有關希塔療癒課程時間表的更多訊息，請聯繫：

THInK®
THETAHEALING INSTITUTE OF KNOWLEDGE
希塔療癒知識學院

ATANAHA
29048 BROKEN LEG ROAD, BIGFORK, MONTANA 59911
USA
辦公室：（406）206 3232
信箱：INFO@THETAHEALING.COM
網站：WWW.THETAHEALING.COM

延/伸/閱/讀

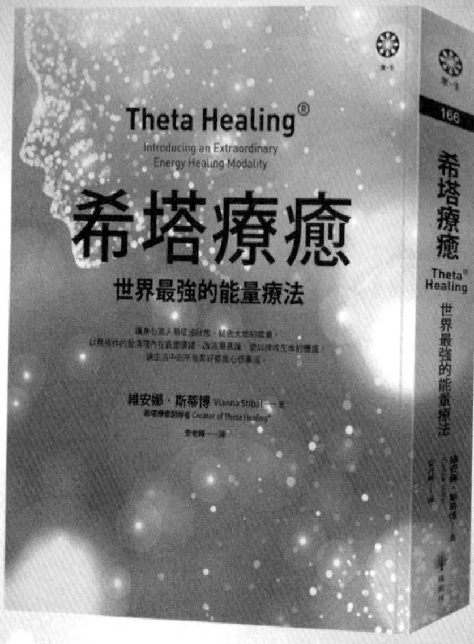

《希塔療癒》
世界最強的能量療法

讓身心進入希塔波狀態，結合大地的能量，以無條件的愛清理內在負面情緒、改造潛意識，進以接收生命的豐盛，讓生活中的所有美好都能心想事成。

定價
620元

THETAHEALING™：DIGGING FOR BELIEFS

English language publication 2019 by Hay House UK Ltd.

眾生系列 JP0189

希塔療癒——信念挖掘：重新連接潛意識 療癒你最深層的內在

ThetaHealing®：Digging for Beliefs: How to Rewire Your Subconscious Thinking for Deep Inner Healing

作　　者／維安娜・斯蒂博（Vianna Stibal）
譯　　者／安老師（陳育齡）
責任編輯／劉昱伶
內　　文／歐陽碧智
封　　面／丸同連合
業　　務／顏宏紋
印　　刷／韋懋實業有限公司

發 行 人／何飛鵬
事業群總經理／謝至平
總 編 輯／張嘉芳
出　　版／橡樹林文化
城邦文化事業股份有限公司
115 台北市南港區昆陽街 16 號 4 樓
電話：(02)2500-0888 ext2736　傳眞：(02)2500-1951
發　　行／英屬蓋曼群島商家庭傳媒股份有限公司城邦分公司
115 台北市南港區昆陽街 16 號 8 樓
客服服務專線：(02)25007718；25001991
24 小時傳眞專線：(02)25001990；25001991
服務時間：週一至週五上午 09:30 ～ 12:00；下午 13:30 ～ 17:00
劃撥帳號：19863813　戶名：書虫股份有限公司
讀者服務信箱：service@readingclub.com.tw
香港發行所／城邦（香港）出版集團有限公司
香港九龍土瓜灣土瓜灣道 86 號順聯工業大廈 6 樓 A 室
電話：(852)25086231　傳眞：(852)25789337
Email: hkcite@biznetvigator.com
馬新發行所／城邦（馬新）出版集團【Cité (M) Sdn.Bhd. (458372 U)】
41, Jalan Radin Anum, Bandar Baru Sri Petaling,
57000 Kuala Lumpur, Malaysia.
電話：(603) 90563833　傳眞：(603) 90576622
Email：services@cite.my

初版一刷／ 2022 年 1 月
初版九刷／ 2024 年 7 月
ISBN ／ 978-626-95219-9-9
定價／ 450 元

城邦讀書花園
www.cite.com.tw

國家圖書館出版品預行編目（CIP）資料

希塔療癒——信念挖掘：重新連接潛意識 療癒你最深層的內在／維安娜．斯蒂博（Vianna Stibal）著；安老師（陳育齡）譯．-- 初版．-- 臺北市：橡樹林文化，城邦文化事業股份有限公司出版：英屬蓋曼群島商家庭傳媒股份有限公司城邦分公司發行，2022.01
面；　公分．--（眾生；JP0189）
譯自：Thetahealing® : digging for beliefs : how to rewire your subconscious thinking for deep inner healing
ISBN 978-626-95219-9-9（平裝）

1. 心靈療法　2. 能量　3. 自我實現

418.98　　　　110022532

廣　告　回　函
北區郵政管理局登記證
北台字第10158號
郵資已付　免貼郵票

115 台北市南港區昆陽街 16 號 4 樓

城邦文化事業股份有限公司
橡樹林出版事業部　收

請沿虛線剪下對折裝訂寄回，謝謝！

|橡|樹|林|

書名：希塔療癒——信念挖掘：重新連接潛意識 療癒你最深層的內在
書號：JP0189

橡樹林文化

讀者回函卡

感謝您對橡樹林出版社之支持，請將您的建議提供給我們參考與改進；請別忘了給我們一些鼓勵，我們會更加努力，出版好書與您結緣。

姓名：________________ □女 □男 生日：西元__________年

Email：________________________________

● 您從何處知道此書？

□書店 □書訊 □書評 □報紙 □廣播 □網路 □廣告 DM □親友介紹

□橡樹林電子報 □其他__________

● 您以何種方式購買本書？

□誠品書店 □誠品網路書店 □金石堂書店 □金石堂網路書店

□博客來網路書店 □其他__________

● 您希望我們未來出版哪一種主題的書？（可複選）

□佛法生活應用 □教理 □實修法門介紹 □大師開示 □大師傳記

□佛教圖解百科 □其他__________

● 您對本書的建議：

____

____

____

____

____

我已經完全瞭解左述內容，並同意本人資料依上述範圍內使用。

________________（簽名）

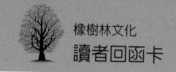

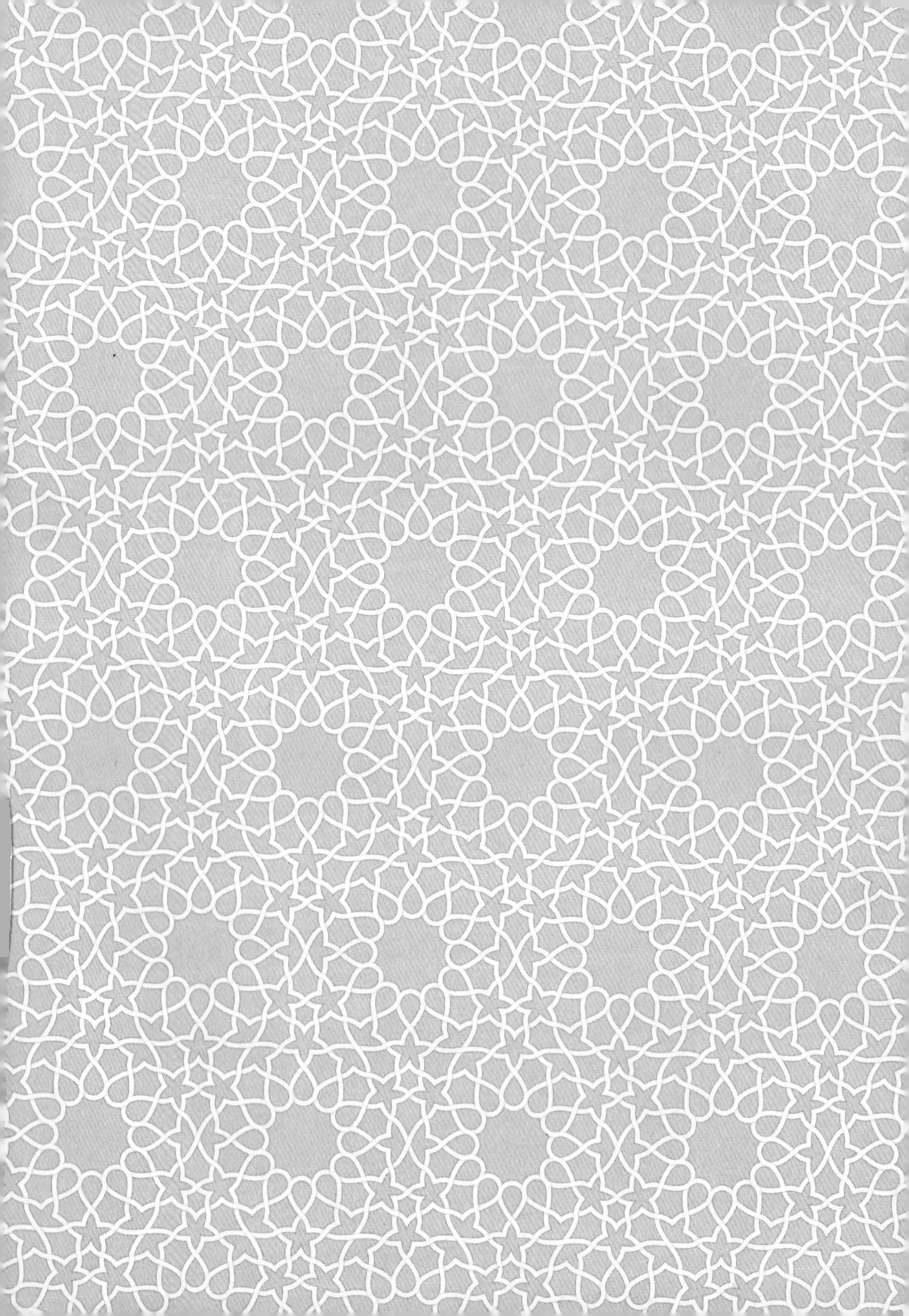